暖身祛寒
完全手冊

這樣作，輕鬆擊退手腳冰冷與畏寒！

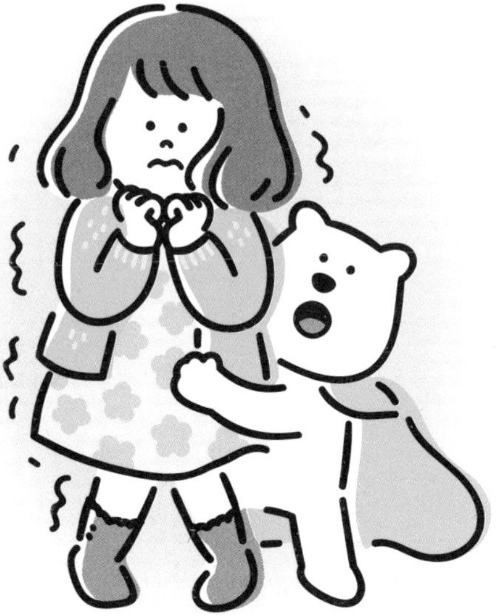

開設日本第一間畏寒症門診
渡邊賀子 著

前言

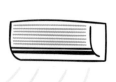

經常聽說「女性本來就容易畏寒」、

「畏寒症是體質，治不好」，但就因此放棄改善嗎？

畏寒＝血液循環與代謝變差的狀態。若置之不理，

不論對美容、健康及心理都不好。

冷氣、冰涼飲料、食物，以及露肩、

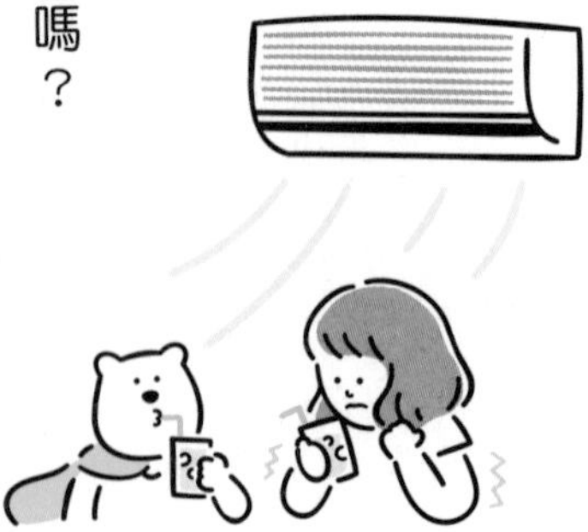

露肚或露背的流行裝扮等，
現代女性的生活充斥著讓身體冰冷的因子。
此外，工作、家務與養兒育女的壓力，
也與畏寒息息相關。

針對生活於這樣容易造成畏寒體質環境中的女性，
本書介紹了許多能夠輕鬆袪寒與放鬆的方法。
擺脫畏寒，請讓自己更健康、更美麗！

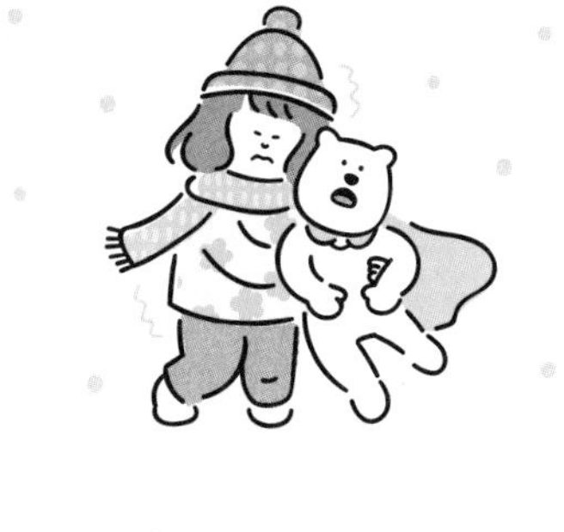

目錄

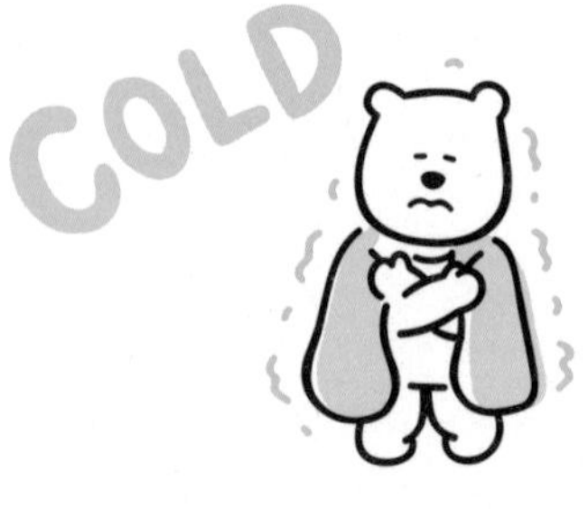

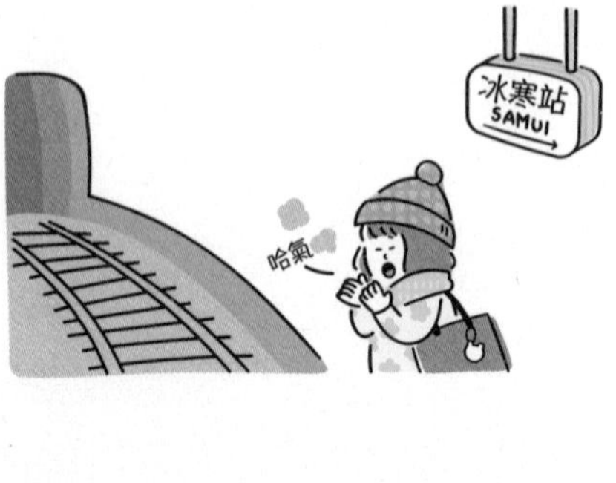

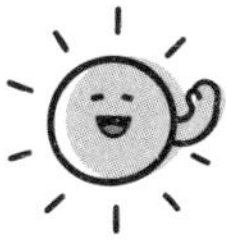

第1章 瑟瑟發抖時的快速保暖術……24

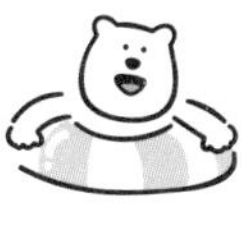

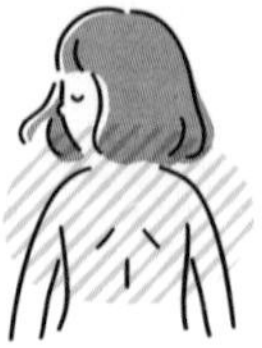

第2章 溫熱特定部位提高祛寒效果

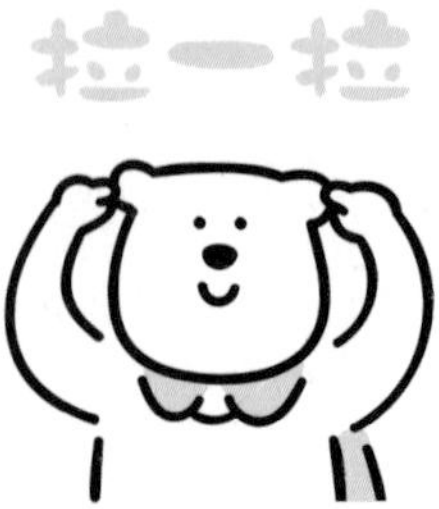

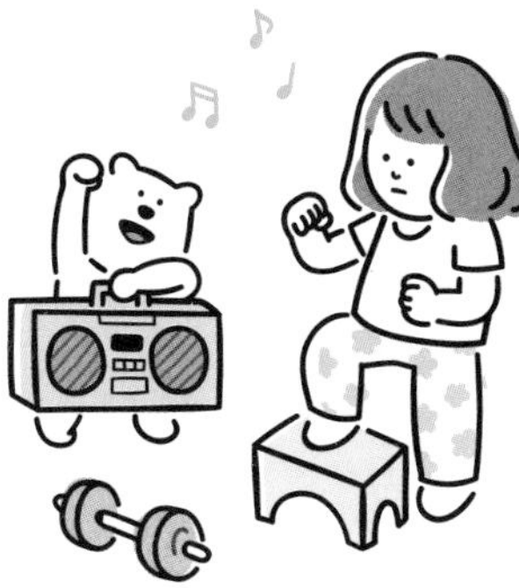

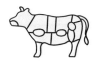

本書所介紹的方法，所達成的效果會因個人體質與生活方式而異。如果嘗試後身體出現異常，請立即中止並就醫檢查。

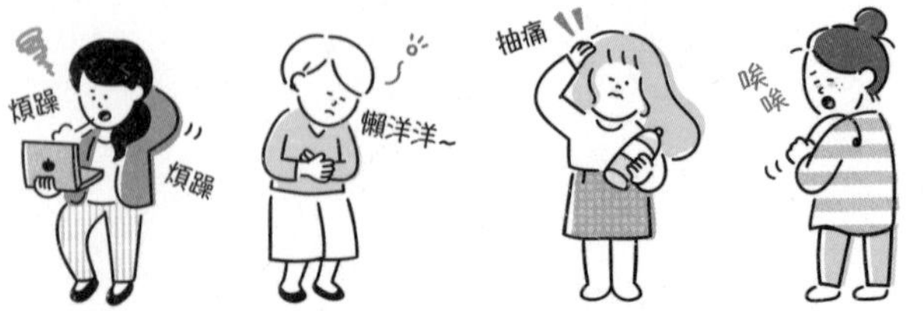

本書使用方法

從一覺得「好冷！」就能立刻運用的小技巧，到由核心溫熱身體的方法，本書集結了許多實用資訊，值得與畏寒奮戰的女性參考。讓身體溫暖不冰冷，是成為健康美人的最大捷徑！請從感興趣的主題，輕鬆開始吧。

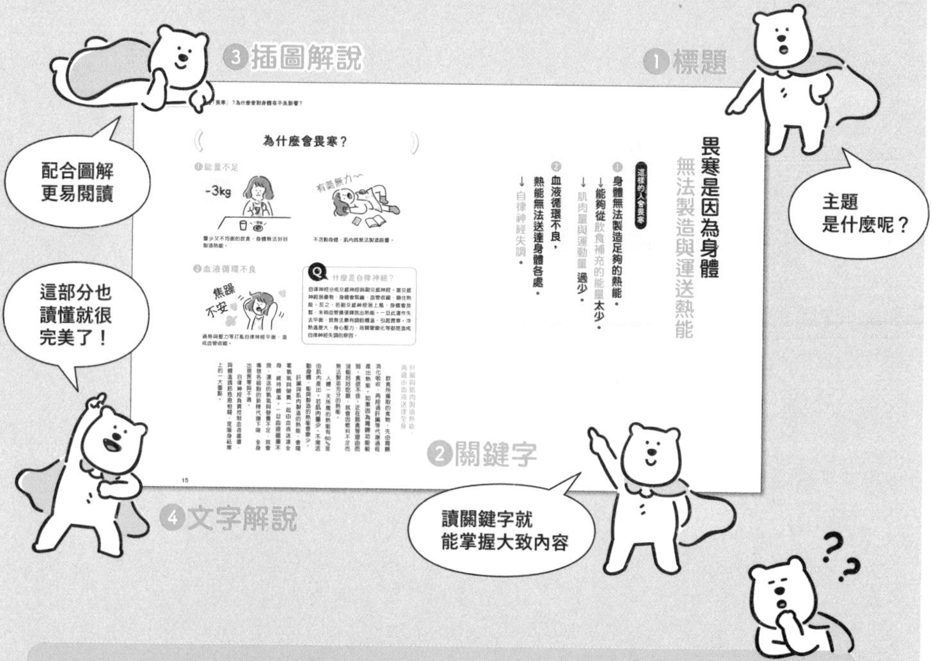

③插圖解說
①標題
配合圖解更易閱讀
主題是什麼呢？
為什麼會畏寒？
①能量不足
-3kg
有氣無力～
②血液循環不良
焦躁
不安
什麼是自律神經？
畏寒是因為身體無法製造與運送熱能
這樣的人會畏寒
①身體無法製造足夠的熱能。
↓能夠從飲食補充的能量太少。
↓肌肉量與運動量過少。
②血液循環不良，熱能無法送達身體各處。
↓自律神經失調。
這部分也讀懂就很完美了！
②關鍵字
④文字解說
讀關鍵字就能掌握大致內容

「寒性體質」與「畏寒症」有何不同？

1997年，北里研究所．東洋醫學綜合研究所開設了日本第一間「畏寒症門診」。當時一般人慣稱「寒性體質」而非畏寒症。寒性體質一詞，也就是認為「畏寒是天生體質，所以無計可施」。

然而，站在東洋醫學的觀點，畏寒是疾病的徵兆。

有句話說「感冒是萬病之源」，感冒時大都會出現畏寒症狀，因此追根究柢，萬病可說起於「寒」。東洋醫學將尚未發病，但身體已經感覺不適的階段視為未病，畏寒正是未病之最。基於「畏寒是疾病的原因」這層意義加上了「症」這個字。

現在「畏寒症」在日本已成為普遍說法，有畏寒困擾的人似乎也愈來愈多了。

序章

什麼是「畏寒」？為什麼會對身體有不良影響？

為什麼會身體冰冷、畏寒？
畏寒又會對身體造成哪些傷害？
在掌握有效的祛寒暖身對策之前，
請先將關於畏寒的基本知識記在腦中。

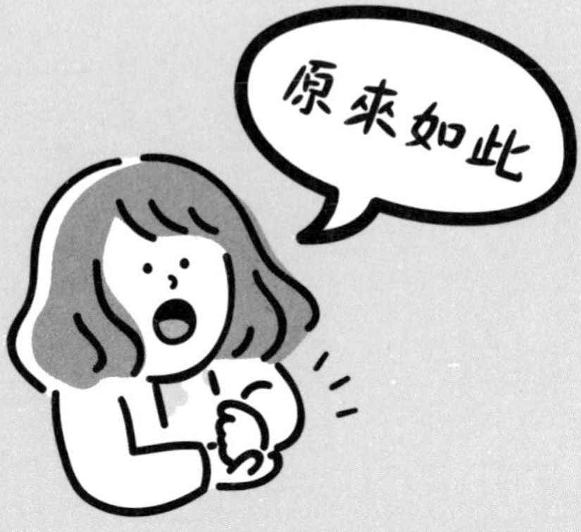

半數女性
有畏寒狀況

- 平均每2人中有1人是畏寒症。
- 一年四季都畏寒的每3人就有1人。
- 也有人在理當覺得熱的夏天為畏寒所苦！

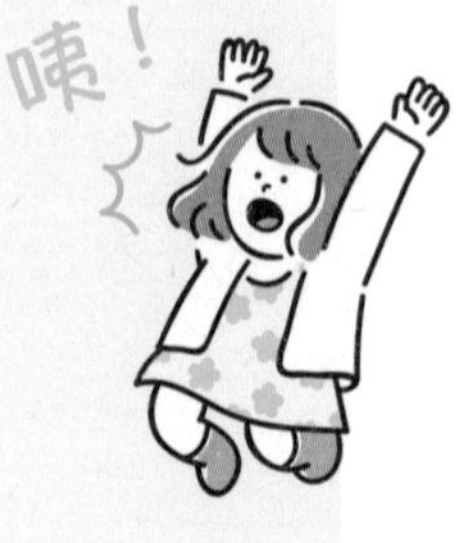

什麼時候會感到畏寒呢？

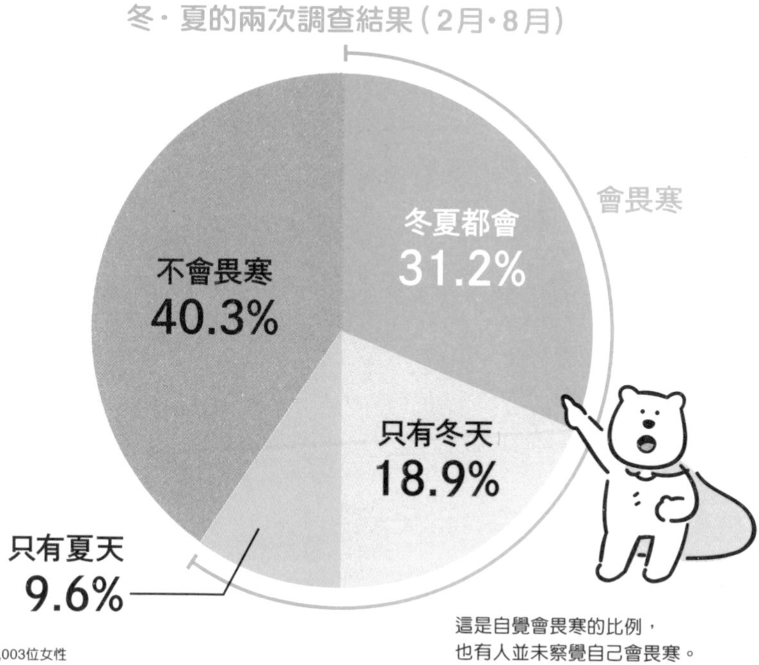
冬・夏的兩次調查結果（2月・8月）
會畏寒
冬夏都會
31.2%
不會畏寒
40.3%
只有冬天
18.9%
只有夏天
9.6%
這是自覺會畏寒的比例，
也有人並未察覺自己會畏寒。

調查對象：1,003位女性
出處：「畏寒及其困擾的實況調查」（由花王調查）

冬夏都畏寒的人占三成！暖身對策一年四季都需要

所謂畏寒症是指「在一般人不覺得冷的溫度下，手腳、下半身或腰等身體的一部分，甚至全身感到冰冷難受的症狀」。有畏寒症的人有多少呢？綜合各項調查結果，大致上「女性平均每2人就有1人有畏寒症」，順道一提，男性是每10人中有1人是畏寒症。

一般以為畏寒是冬天才出現的困擾，然而調查顯示「不僅冬天，夏天也畏寒」的女性占了三成，「只有夏天畏寒」的占一成。

的確，在穿著薄衫的夏天，一進到冷氣開放的辦公室或電車內，身體很快就會變冷。戶外雖然炎熱，一靠近超市冷凍食品區立刻冷到受不了，不少人有過這種經驗吧？由此可知，祛寒對策不只是冬天，而是一年四季都不能少。

畏寒是因為身體
無法製造與運送熱能

這樣的人會畏寒

1 身體無法製造足夠的熱能。
↓能夠從飲食補充的能量太少。
↓肌肉量與運動量過少。

2 血液循環不良，
熱能無法送達身體各處。
↓自律神經失調。

為什麼會畏寒？

❶能量不足

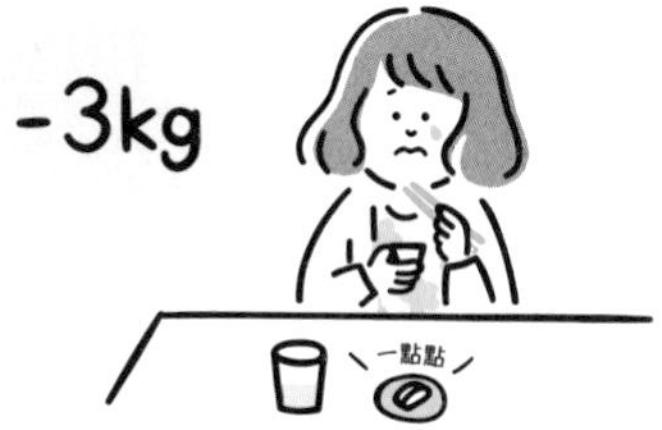

量少又不均衡的飲食，身體無法好好製造熱能。

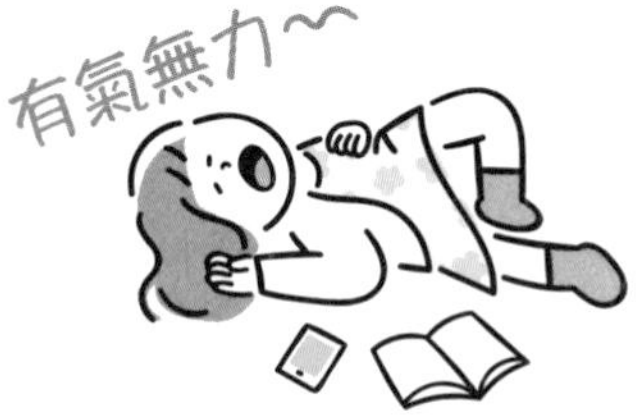

不活動身體，肌肉就無法製造能量。

❷血液循環不良

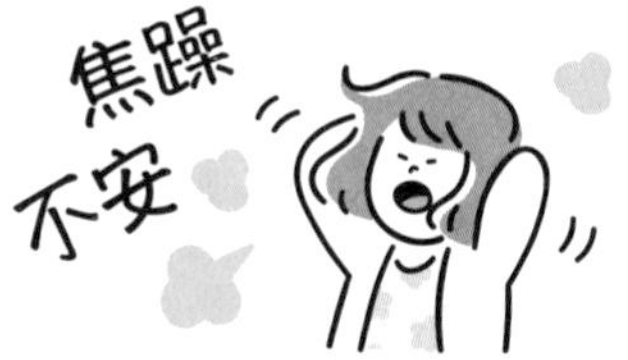

過勞與壓力等打亂自律神經平衡，造成血管收縮。

Q 什麼是自律神經？

自律神經分成交感神經與副交感神經。當交感神經居優勢，身體會緊繃、血管收縮，鎖住熱能。反之，若副交感神經居上風，身體會放鬆、末梢血管擴張釋放出熱能。一旦此運作失去平衡，就無法順利調節體溫，引起畏寒。冷熱溫差大、身心壓力、荷爾蒙變化等都是造成自律神經失調的原因。

肝臟與肌肉製造熱能，再藉由血液送達全身

飲食所攝取的食物，先由胃腸消化吸收，再經過肝臟等代謝過程產出熱能。如果因為胃腸功能較弱、食欲不佳、正在節食等理由而沒能好好吃飯，就會因燃料不足而無法製造充分的熱能。

人體一天所需的熱能有60%是由肌肉產出。若肌肉量少、不常活動身體，能夠製造的熱能會變少。

肝臟與肌肉製造的熱能，會隨著氧氣與營養一起由血液送達全身，維持體溫。一旦血液循環不良，運送的氧氣與營養不足，就會導致各細胞的新陳代謝下降，全身出現畏寒與不適。

自律神經負責控制血液循環，與體溫調節息息相關，是暖身祛寒上的一大重點。

女性比男性更容易畏寒

- 女性製造熱能的肌肉量比男性少一成。
- 身體構造與月經週期也容易引起畏寒。
- 女性覺得舒適的溫度比男性高3℃。

感覺舒適的溫度男女有別

	夏	冬
男性	22.8～26.1℃	20～23.9℃
	+3℃	+3℃
女性	25.8～29.1℃	23～26.9℃

資料出處：本表格參考「ASHRAE：ASHRAE Standard 55-2004, 2004」製作。

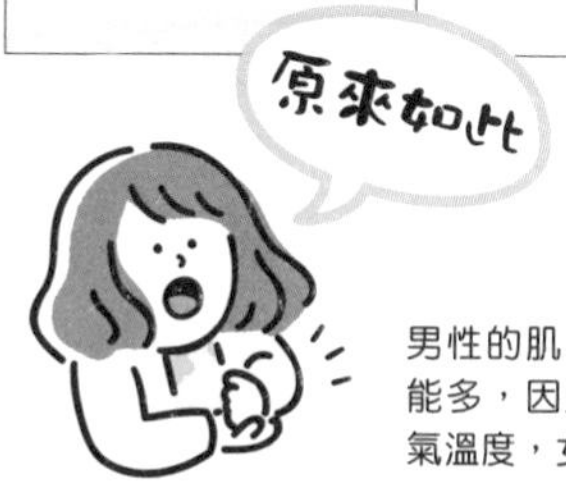

男性的肌肉量多＝可製造的熱能多，因此男性覺得涼快的冷氣溫度，女性會覺得好冷。

女性能製造的熱能較少，身體構造又對寒冷敏感

肌肉就像生產熱能的工廠，由於女性的工廠規模約比男性小上一成，熱能產量一開始就少於男性。

再者，女性下腹有子宮與卵巢等器官，血液循環容易變差。一旦循環不良，由於熱能無法送抵身體各處，當然就會冰冷、畏寒。

月經週期也會影響畏寒。月經來臨前，因體內水分量增加，容易畏寒，身體冰冷。生理期間，在血液流出體外的同時也會帶動水分排出，所以常會拉肚子或出現軟便。由於熱能也伴隨血液與水分排出體外，加速畏寒發生。

女性感覺舒適的溫度要比男性高3℃，也就是說，女性對寒冷較為敏感。

一旦畏寒就不妙了

畏寒會使血液循環變差，招致各種毛病。在此介紹一些常見的不適與困擾。就算原因不單是畏寒，擺脫畏寒後，大多能隨之緩解。

心情低落
畏寒造成自律神經與女性荷爾蒙失衡，心情低落。有時會焦躁不安有攻擊性。

便秘・拉肚子
腹部血流因畏寒變得不順，導致胃腸功能低下，出現便秘與拉肚子。畏寒也會引發腸道過敏，產生腹痛！

過敏
當身體冰冷、體溫下降，免疫力隨之下降，可能使過敏症狀惡化。

頭髮乾燥
因為畏寒，頭皮的血流與新陳代謝低下，頭髮變得乾燥、掉髮，白髮增加。

黑斑、暗沉與雀斑
畏寒造成的血液循環不良，破壞了皮膚的生長週期（新陳代謝），形成黑斑、暗沉與雀斑。

黑眼圈
畏寒使血液循環變差、新陳代謝降低，水分與老舊廢物堆積，產生黑眼圈。

鬆弛
畏寒與壓力導致血行不暢與月經不順，維持肌膚彈性的膠原蛋白與玻尿酸減少，出現鬆弛與皺紋。

肌膚乾燥
畏寒降低皮膚的血流與代謝，皮脂與水分的供給不順，肌膚變得粗糙、乾燥，容易長出皺紋。

高血壓
畏寒與壓力使末梢血管收縮，有時血壓會升高。

頭痛
畏寒使肌肉緊繃，血液循環與女性荷爾蒙紊亂，引起頭痛。

專注力不足
血流因畏寒變差，供給腦部的氧氣與能量減少，容易分心。

耳鳴
畏寒造成的血液循環障礙與自律神經症狀之一，就是有耳鳴困擾。

眩暈
壓力、疲勞及畏寒導致自律神經失調，也會引發眩暈。

鼻炎
身體冰冷，使水分與自律神經的平衡變差，引起鼻炎與過敏反應。

容易感冒
身體一寒，免疫力也隨之下降，感冒等傳染性疾病容易上身。

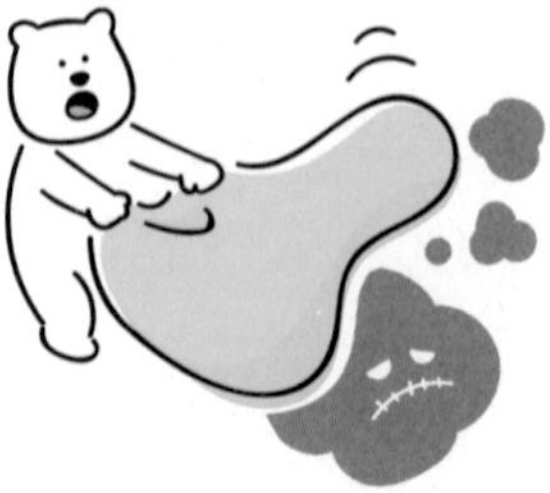

經痛・月經不順

畏寒造成血液循環不良，血中疼痛物質前列腺素滯留於下腹，引起強烈疼痛、月經不順或閉經。

肌膚粗糙

畏寒使血液循不良，新陳代謝無法順利進行，皮膚生長週期減緩，變得粗糙。

腰痛

畏寒引起肌肉緊繃與血流不順。勉強活動緊繃的肌肉，有時會造成腰痛。

肥胖

代謝因畏寒下降，即使食量沒變，還是容易發胖！

容易疲勞

畏寒造成末梢血液循環不良，血液無法充分將熱能、氧氣與養分送至身體各處，二氧化碳與老舊廢物回收停滯，容易疲勞。

肩膀僵硬

肩膀僵硬的原因在肩頸四周的肌肉緊繃、血液循環不佳。而畏寒會讓身體緊繃，引發肩膀僵硬痠痛。

不易入睡・爬不起床

末梢血管因畏寒與壓力等持續處於收縮狀態，出現不易入睡、無法熟睡及早上爬不起來等睡眠障礙。

口臭・體臭

畏寒若引起牙齦血液循環不良與女性荷爾蒙失衡，容易出現牙周病與口臭。另外，胃腸等內臟功能下降也與體臭有關。

水腫

一旦畏寒，血流與新陳代謝會變差，細胞內堆積老舊廢物、淋巴液等水分滯留於細胞與細胞之間，足部與臉特別容易浮腫。

貧血

畏寒，血液循環變差，各器官功能下降。胃腸的消化吸收效率也下滑，容易鐵質不足而貧血。

胃腸功能衰弱

畏寒使腹部血流不佳，胃腸功能降低。胃腸功能衰弱就無法吸收養分，不能製造熱能，身體愈來愈冷，形成惡性循環。

頻尿

畏寒不只使感覺到尿意的次數增加，免疫力也變差，有引發膀胱炎的疑慮！

噁心想吐

畏寒引發的胃腸功能低下症狀之一是噁心想吐。

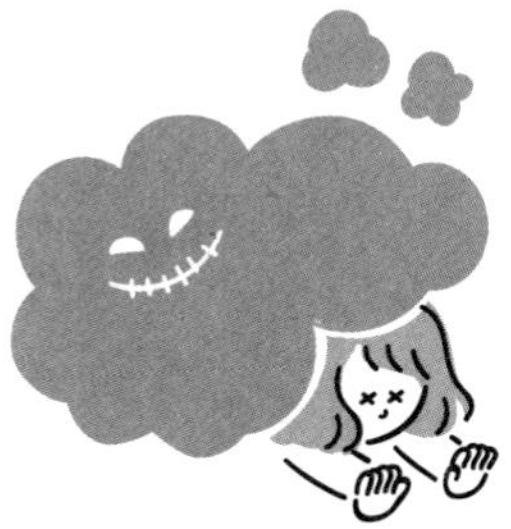

畏寒與不孕及癌症也有所關連

● 畏寒是因為血液循環與代謝低下，會讓子宮與卵巢功能下降，有招致不孕之虞。

● 身體冰冷會導致免疫力下降，可能變得容易得到癌症等疾病。

閉經也和不孕有關

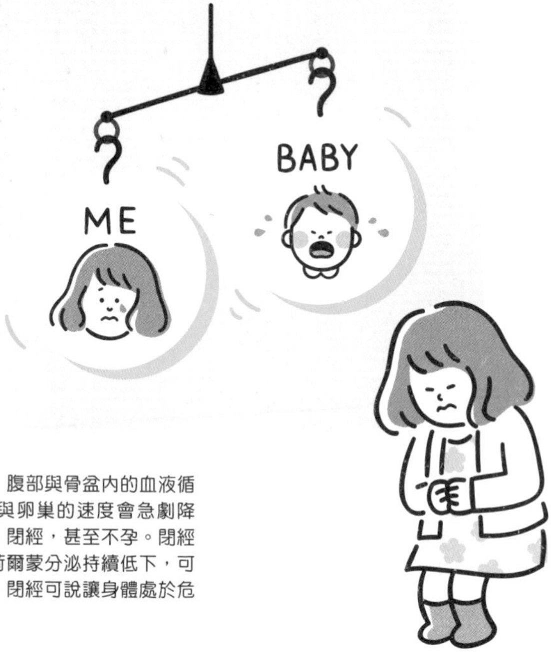

當畏寒演變成慢性，腹部與骨盆內的血液循環不良，流向子宮與卵巢的速度會急劇降低，造成月經不順、閉經，甚至不孕。閉經若置之不理，女性荷爾蒙分泌持續低下，可能出現骨質疏鬆症。閉經可說讓身體處於危險的狀態。

體溫維持在37℃左右可提升免疫力

當感覺強烈畏寒時，為保護生存所必需的內臟功能，手腳與肌膚表面的血管會收縮，使血液往身體中心集中以維持體溫。若仍不足，會再降低與維持生命無直接關連的子宮與卵巢等血流作補充，所以容易出現月經不順與閉經狀況。也許有人會認為「月經沒來很輕鬆啊」，殊不知長此以往可能導致不孕。

事實上，一直無法懷孕的女性，很多都有下半身冰冷的問題。

此外，畏寒也與癌症的發生有關。身體冰冷使得中心體溫下滑，免疫力跟著降低，癌症與其他疾病容易上身。

與正常細胞相比，癌細胞比較不耐高溫。因此，中心體溫若能維持37℃左右，可以活化免疫力，有助於預防癌症發生。

擺脫畏寒，許多毛病也將迎刃而解！

血液將維持生命所需的氧氣、養分與熱能量等送至全身細胞，同時擔負回收細胞所產生的二氧化碳與老舊廢物的重大責任。

當身體感到畏寒，為了保護內臟的功能，末梢血管會收縮將血液匯集至身體中心，讓中心體溫維持在37℃左右。如此一來，不只手腳等身體末端冰冷，細胞的新陳代謝也會下降。身體所需無法充分送達，應該排出的老舊廢物亦在體內四處堆積，導致身體出問題與不適。

身體一冰冷，血液循環會變差，結果又更畏寒、冰冷。如果能將此惡性循環切斷，不適症狀很快跟著消失！而且告別了畏寒，第18至21頁列舉的一些毛病也能有所緩解。還有，血液循環順暢，帶動新陳代謝，使得肌膚明亮、秀髮光澤，整個人變得更美麗！

接下來的章節將介紹不讓身體冰冷的溫暖生活術。

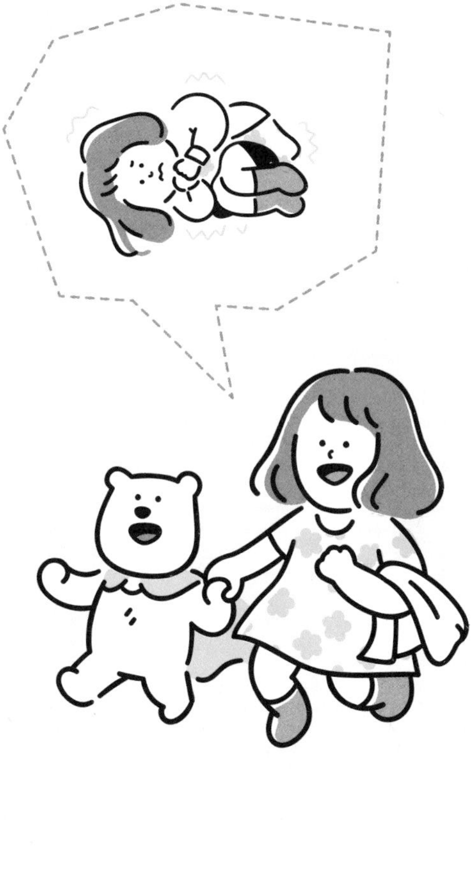

第1章

瑟瑟發抖時的快速保暖術

環顧我們四周，
充斥著使身體冰冷的因素！
本章要介紹守護身體，
遠離寒冷的基本技巧，
包括如何選擇衣著，
以及居家與辦公室的保暖訣竅等。

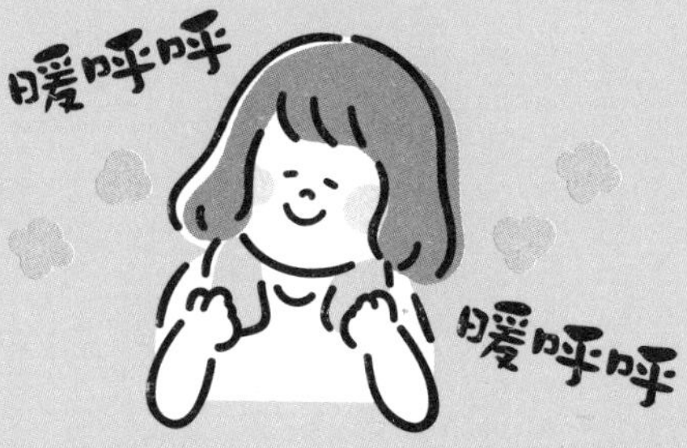

畏寒的原因
春夏秋冬各有不同！

春

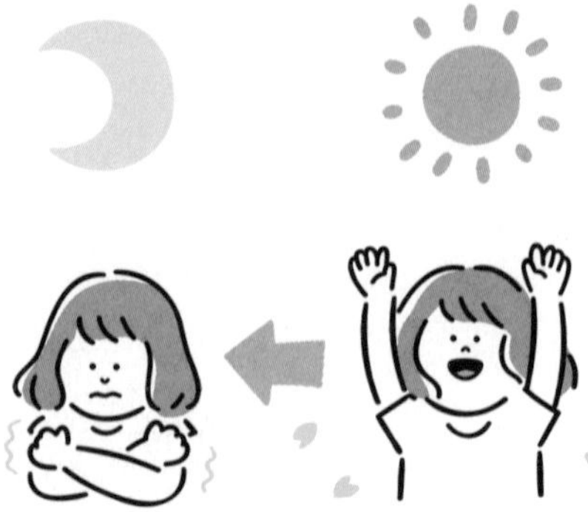

白天有陽光，夜晚轉冷，溫差大，易讓身體畏寒。

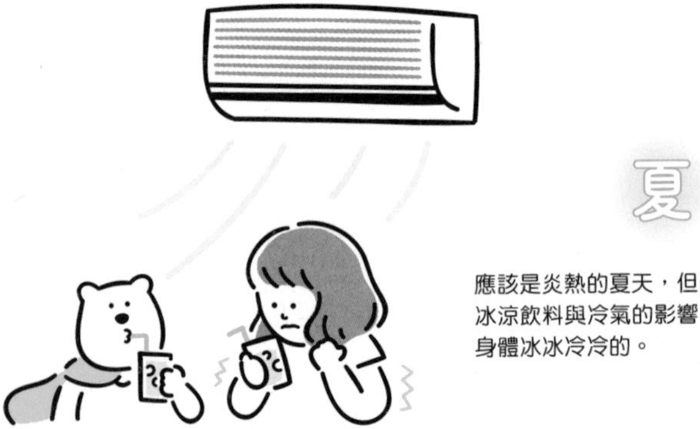

夏

應該是炎熱的夏天，但受冰涼飲料與冷氣的影響，身體冰冰冷冷的。

人體會因應季節變化調整

日本四季分明，氣溫也隨季節變化。而奧妙的人體，會改變基礎代謝量來因應氣溫變化。

舉例來說，人體在夏天會降低基礎代謝，以避免製造過多熱能，所以夏天是不適合瘦身的季節。相反的，到了氣溫下降的冬天會提升基礎代謝，製造更多熱能來抵禦寒冷。

此外，一天之中身體也會配合外在氣溫的變化，調整血液循環等以維持一定的體溫。這樣的體溫調節主要是由自律神經掌控。正是拜自律神經正常運作之賜，人體可以保持一定體溫，冬天不需要冬眠也能存活。

秋

冷熱溫差大，使得原本就因為夏天冷氣而變寒的身體雪上加霜，宜及早換上秋裝。

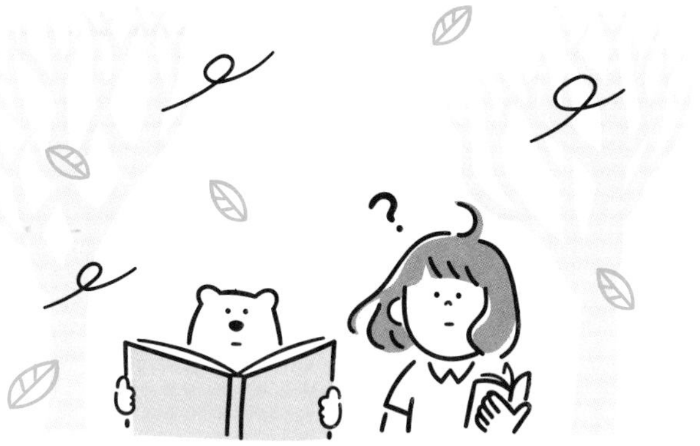

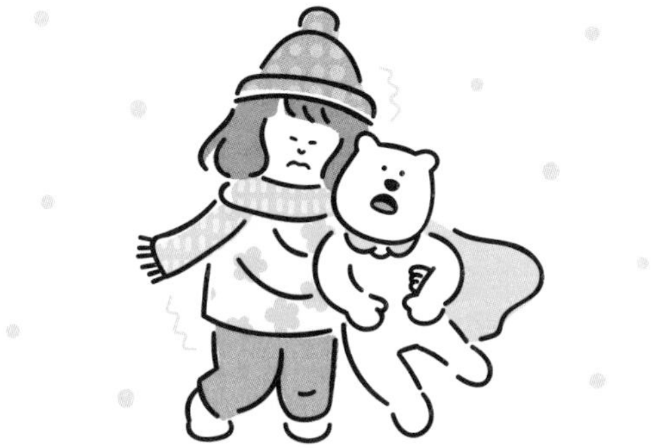

冬

真正的寒冷季節來臨！從早到晚都要注意保暖防寒。

仍有各種因素讓身體畏寒

儘管人體可因應季節變化進行調節，維持一定體溫，但身體還是會畏寒。

以春天為例，總以為冬天已經結束，一時疏失穿著薄衣就出門了。殊不知春天日夜溫差大，經常白天溫暖，早晚冷颼颼的。後悔太早收起暖爐與冬衣的經驗，想必很多人都有吧。

即使是炎熱的夏天，室內冷氣仍讓人直打哆嗦，喝冰涼飲料也會從體內冷起。秋天和春天一樣，一天之內溫差大，常有「因為最高氣溫25℃，所以穿夏裝出門，誰知回家路上冷吱吱的」的狀況。最近，仍殘留夏天吹過多冷氣的傷害而秋天畏寒的人變多了。至於冬天畏寒，就不需多加說明。由此可知，祛寒對策一年四季都不能少，必需因應季節用心保護身體不畏寒受涼。

衣著選擇要點❶

一年四季
不可或缺的內搭衣

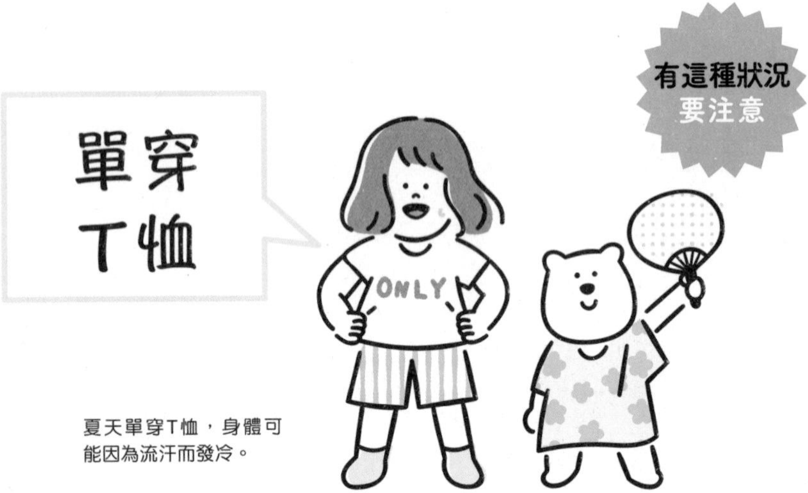

夏天單穿T恤，身體可
能因為流汗而發冷。

Point

- 最好選擇擇絲、羊毛與棉等天然材質。
- 配合季節與用途，活用機能性科技纖維。
- 遮蔽頸肩與雙臂是預防畏寒的根本。

因應季節選擇材質

建議樣式

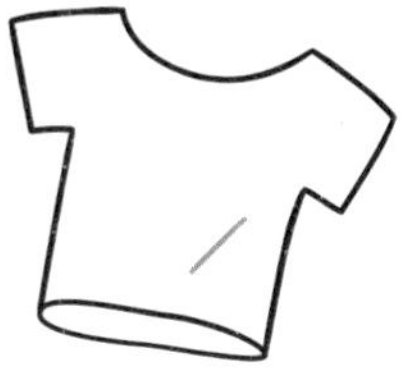

半袖或長袖，能夠確實遮蔽感應寒冷的肩胛骨一帶到上手臂。

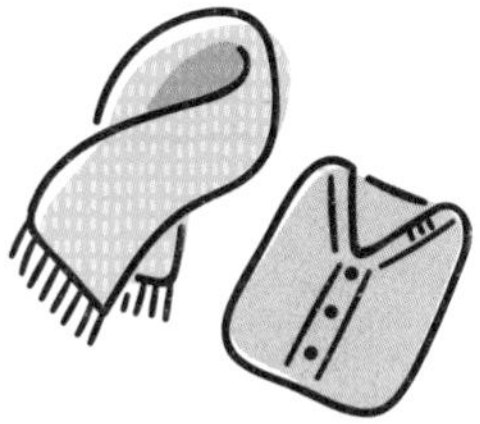

穿著坦克背心或無袖外衣時，最好隨身攜帶外套或罩衫。

推薦材質

	夏	冬
天然素材	**SILK** 絲織品，即使流汗也乾爽舒適，身體不發冷。只是織法若太緊實，穿起來會覺得熱。	**WOOL** 羊毛材質，纖維捲曲，易含空氣，保溫性佳。吸水性也高，不會因流汗而發冷。
機能性材質	**DRY** 高吸水性與速乾性材質。很快吸收汗水、快乾，保持乾爽。身體不會因為流汗而發冷。	**HEAT** 保持體溫、散熱吸汗與放濕的發熱素材陸續登場，冬天的實用祛寒商品。

挑選吸汗、排汗的材質

如何選擇直接接觸肌膚的內搭衣至關重要。尤其在身體畏寒、血液循環變差時，挑選何種材質的內衣，對身體的影響大不相同。

首先要避開的是尼龍與聚酯纖維等早期的化學纖維。與天然材質相比，其吸水性與排濕性都不好，流汗就會黏住，等汗乾了，身體可能會冷起來。

之所以推薦絲、棉與羊毛，正是因為這些天然素材的吸水性、排濕性及保溫性佳。

不過，近幾年化學纖維也出現了強調速乾性與保溫性等機能的科技纖維，「若是這個就OK！」，可配合季節與用途靈活應用。

至於內搭衣的樣式，站在防止畏寒的角度，能夠確實遮蔽人體溫度感應區（參見66頁）的款式是首選。

衣著選擇要點❷

嘗試穿著五趾襪

有這種狀況
要注意

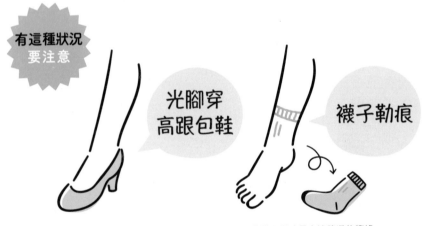

光腳穿鞋，不僅使足部冰冷，且可能有異味。

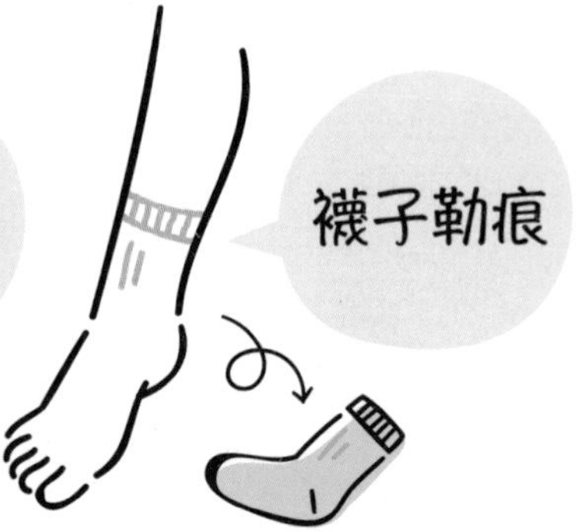

腳上的襪子勒痕是血流停滯的證據。

Point

- 盡可能將容易冰冷的足部包覆起來。
- 襪子的尺寸與設計不要將足部束得太緊。
- 光腳穿高跟包鞋會使足部冰冷，要避免。

改善腳趾冰冷&排毒

穿多層襪的方法

❶先穿上絲質五趾襪

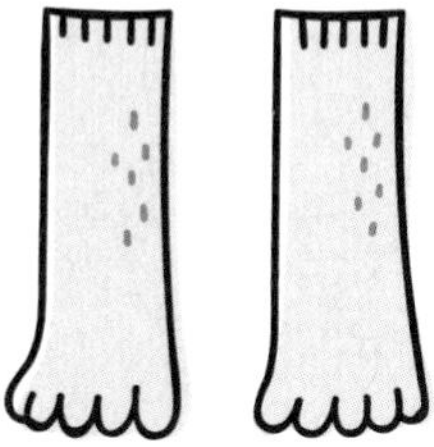

絲的保溫與排毒效果高。

❷外面再套上寬鬆的羊毛襪。

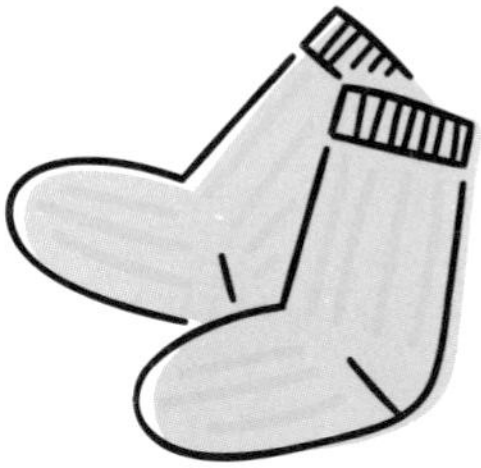

提高保溫效果，並吸納絲襪吸收的毒素。

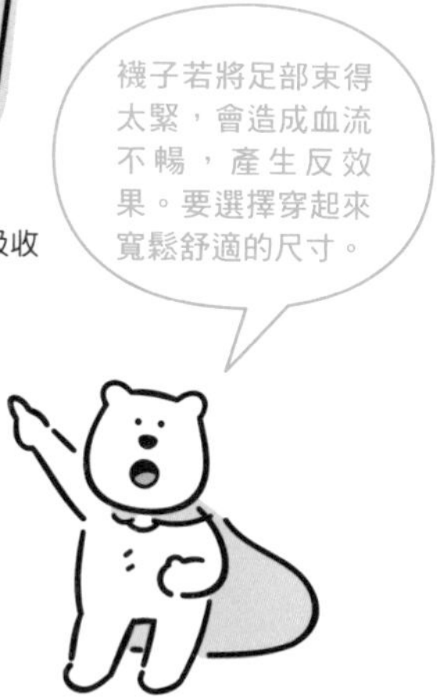
襪子若將足部束得太緊，會造成血流不暢，產生反效果。要選擇穿起來寬鬆舒適的尺寸。

Q 不能穿壓力襪嗎？

白天坐辦公室，很少活動的人，下半身容易血液循環不良，可穿著緊束小腿肚的高筒壓力襪或緊身襪，也可預防水腫。

注意！束得太緊反而會引起畏寒

許多畏寒症者自訴腳部冰冷，有人「冬天一定要多穿幾層襪子」、「睡覺也要穿上襪子」。穿多層襪是OK的，但注意不要束得太緊，否會壓迫血管，導致血液循環不良，反倒引發畏寒。

有別於穿著一般襪子時趾間是擠壓的，五趾襪可以解放腳趾，同時吸收趾間汗水，預防香港腳。畏寒腳部冰冷，睡覺也離不開襪子的人，不妨試試疊穿五趾襪的作法。

下半身一旦冰冷，寒氣很快就會擴及全身，因此穿裙子時最好搭配襪子或絲襪。「可是夏天想要光腳穿鞋，享受時尚」，也不是不行，但建議在比較冷的場合，使用膝上毯等物品作好保暖。但是，光腳穿高跟包鞋可就NG了！原因是汗液會導致足部冰冷，至少要穿上薄的隱形襪等。

衣著選擇要點❸

以圍裹式保暖小物阻隔冷氣上身

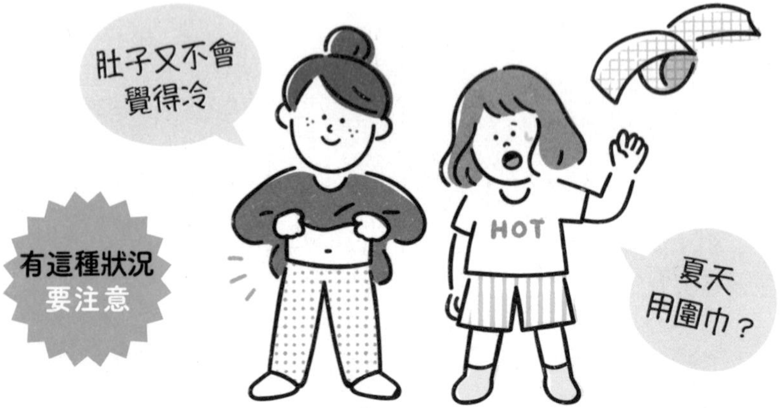
肚子又不會
覺得冷
有這種狀況
要注意
HOT
夏天
用圍巾？

只在覺得冷的部位保暖是NG作法。

雖然是夏天，室內冷氣還是「冷吱吱的」。而抵禦冷氣也是祛寒的重點。

Point

- 只要腹部溫暖，手腳冰冷也會改善。
- 配合衣著與時尚挑選束腹。
- 以圍巾隔絕冷氣、鎖住體溫，讓身體暖暖的。

活用調節溫度必備的圍巾與束腹帶讓腹部暖呼呼

抵禦冷氣直吹的圍巾用法

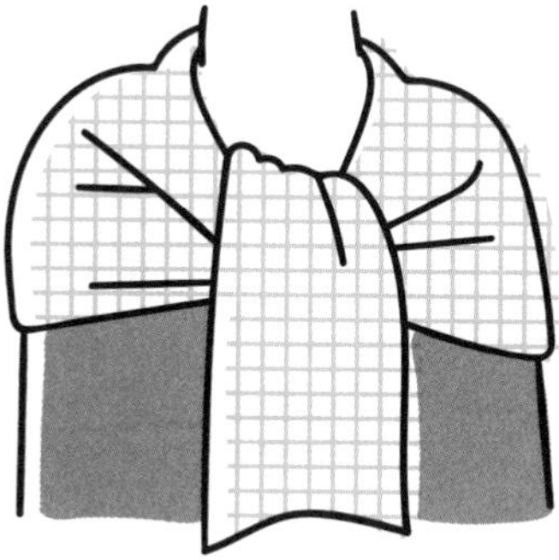

夏天穿得少，將重點放在好好遮蔽肩膀、肩胛骨與上手臂周圍，冬天則是護好頸部四周。

與褲子一體成型的束腹帶

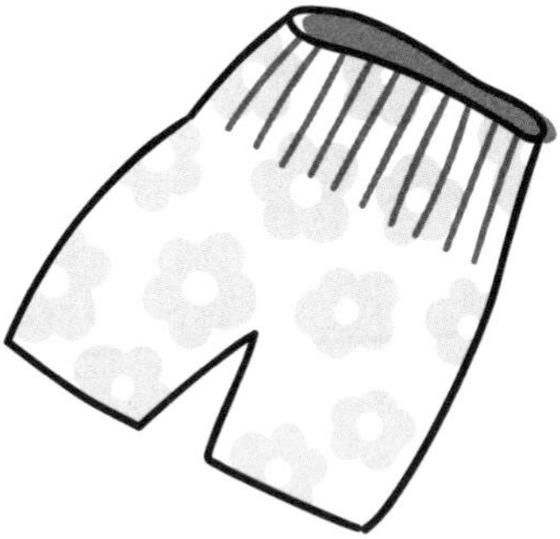

挑選對肌膚溫和的材質，直接包裹腹部。不只是腹部，腰與臀部也暖了起來。不會移位，使用方便。

記住關鍵的保暖部位！

畏寒症者最需要保暖的部位是腹部。當內臟聚集的腹部變冷，身體就會發出「危險！」訊號，將血液往腹部集中，使得手腳等末梢漸漸冷起來。反過來說，若保持腹部溫暖，手腳也不容易冰冷。

提到腹部保暖用品，最先想到的就是束腹帶。最近有不少設計可愛的產品，也有與褲子或小背心一體成型的，樣式豐富。若擔心圍上後會影響外觀，也有絲質等薄型束腹帶可供選擇。

辦公室等場合，建議以圍巾將腰部至腹部圍起來。不僅隔絕冷氣吹拂，還能將體溫鎖在圍巾內，變得更暖和。擁有溫度感應構造的背部到肩胛骨周圍、大血管通過的頸部、大塊肌肉的上手臂及大腿也是有效的保暖部位。

衣著選擇要點❹

因應氣溫的基本穿搭原則

即使每天早上都認真查看氣象報告，出門後才發覺「有點冷，應該要加件外套」，或是反過來想著「要是穿薄一點就好了」，大家也有這樣的經驗嗎？如果能夠記住以氣溫為考量的穿衣方式，就會方便許多。早晚溫差大的日子，穿著多層薄衣來保暖。列舉以下的穿搭範例，提供參考。

16～20℃

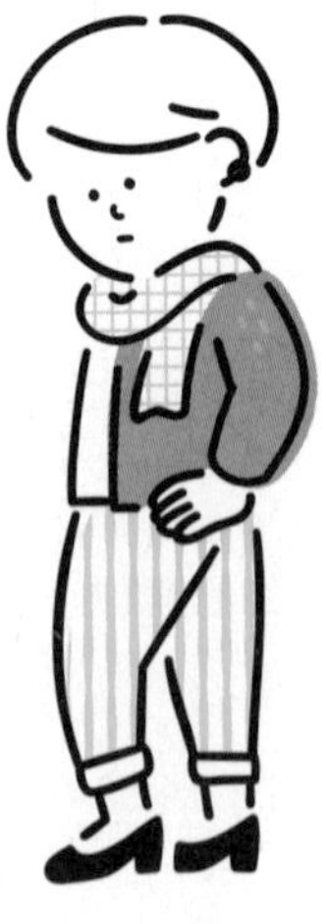

天氣舒適，但還是有風、無日照，覺得有點冷的時候。利用材質舒適的圍巾，防止冷氣直吹脖子。

21～25℃

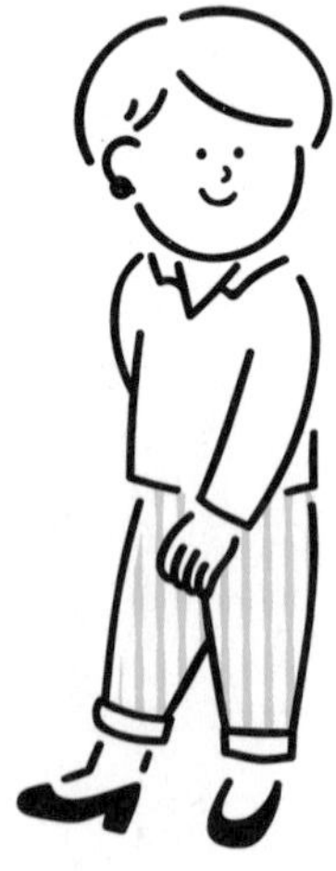

若日照強烈到會流汗，可穿半袖，外面罩上好穿脫的薄開襟衫，方便調整。

基本選項

上寬下窄老爺褲

腰部到大腿是寬鬆的，下半身不會感覺束縛。容易穿出簡潔感，上班也適合。

軟料襯衫

打開前面的釦子感覺涼快，扣起來保暖，能輕鬆調整。柔軟的材質，容易活動，觸感也很舒適。

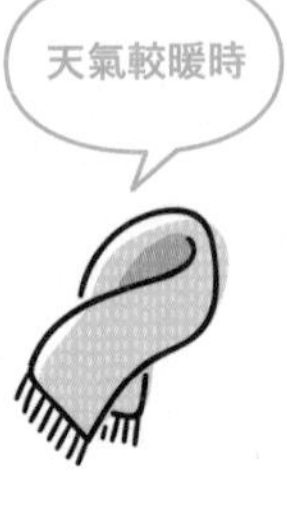

寬版圍巾使用方便，薄材質的款式也不占空間。在冷颼颼的冷氣房，不易被看見的暖暖包也相當實用。

下半身注重保暖，再以上半身進行調節

畏寒症者固然必需備妥防寒對策，但若只注重保暖，把穿搭好看撇一邊，也未免太無趣。一邊防寒，一邊顧及時尚，對女性來說才是正解。一起學會配合氣溫穿搭的原則，再變化出自己的風格吧。

需要多加留意的是不易層次穿搭的下半身。可將褲子列為基本選項，穿裙子也OK，但儘量挑選蓋住雙腳的長裙，再搭配靴子或緊身褲等，避免受寒。

盛夏時想要享受連身洋裝＋不穿襪＋涼鞋的裝扮，建議加穿一件不會露出於裙襬外的舒適內搭褲，有冷氣的地方也要在覺得冷之前使用膝上毯保暖。

上半身因為容易層次穿搭，可利用穿脫簡便的衣著進行調節。領巾與披肩則是不分季節的便利選項。

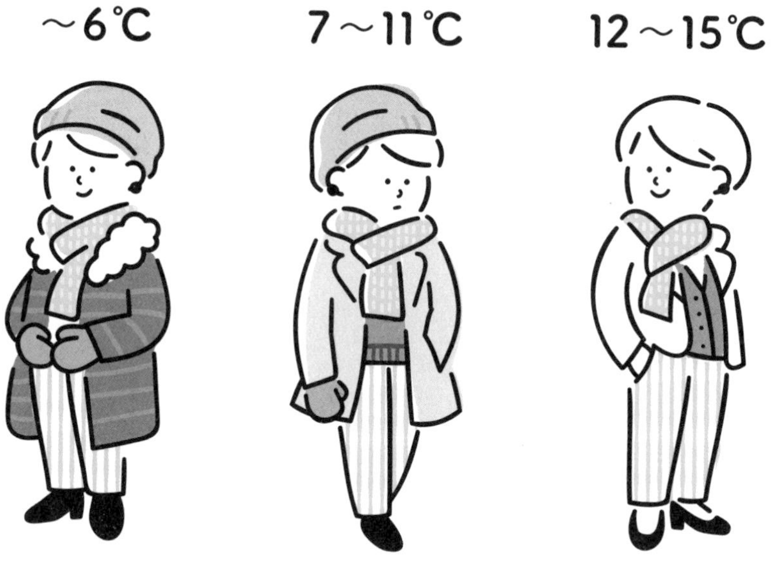

進到暖氣房也不出汗的冬衣多層次穿法，為防寒作好萬全準備。也可活用保暖內衣或暖暖包。

冬裝之外再加件薄大衣剛剛好。容易冰冷的雙腳，以緊身褲或靴子確實保暖。

穿薄外套會冷，穿大衣又太熱的氣溫，正是短外套的出場時機。羊毛或喀什米爾等保溫性佳的圍脖也很活躍。

冷得直打哆嗦的場景①

早上冷颼颼的，無法離開被窩

給有這種困擾的妳

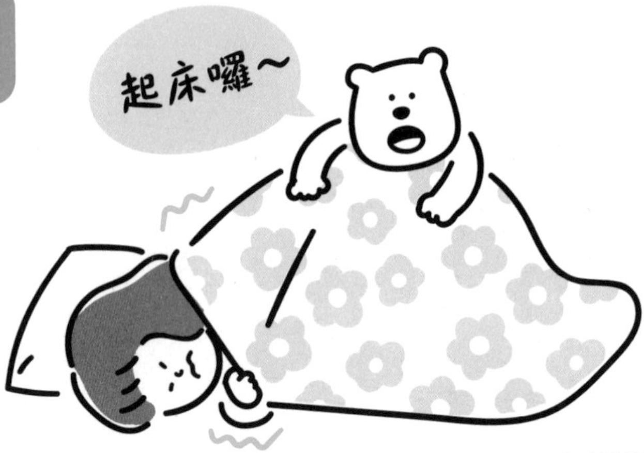

雖然睜開眼，但冷到不想動，想賴床到最後一刻。

Point

- 睡醒前的體溫是最低的。
- 離開被窩前先讓體溫上升。
- 等房間暖和了再離開被窩。

在被窩內伸展身體

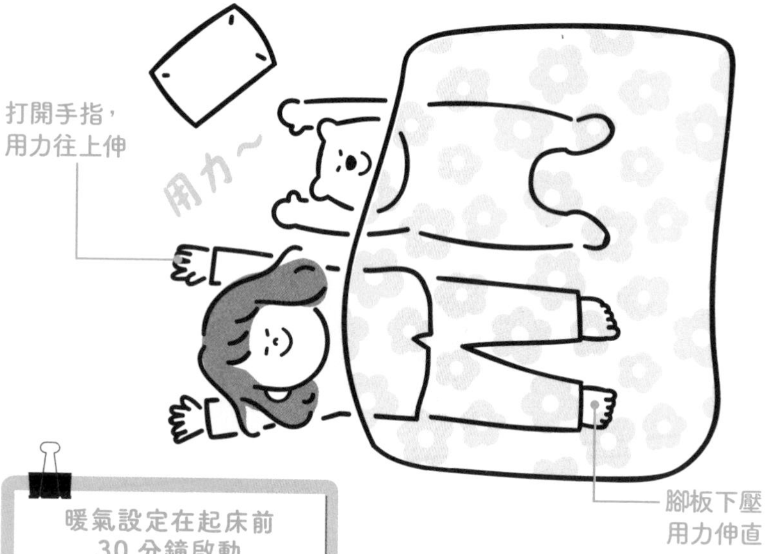

吸氣，手指與腳趾用力，猛然伸直。打直後吐氣，放掉力氣。如此重複數次，身體漸漸暖和，頭腦清醒。

暖氣設定在起床前 30 分鐘啟動

睡前開啟暖氣的定時功能！等房間暖和後再起床，就不會那麼難受了。

下降的體溫一升高，身體就會暖和且頭腦清晰

人的體溫並非每天都一樣，一天之內也會有所變化。早上睡醒前是一天中體溫最低的時刻。睡覺時身體幾乎都沒動，內臟功能低下，熱能產量也減少，藉著維持低體溫而能夠熟睡。

從早上睜開眼睛，活動身體開始，體溫便逐漸上升，吃早餐會升得更快，到下午3至4點左右是最高的。接著又慢慢下降，身體進入放鬆模式。

為了讓早上的低體溫上升，請務必在被窩內伸展身體。進行伸展，一早就促進血液循環暢通，之後的畏寒狀況也會減輕。早上不易醒來、上午「引擎」發不動的人，若能以加速血流的晨間伸展拉開一天的序幕，想必整天都活力滿滿。

冷得直打哆嗦的場景❷

出門前回過神來 身上已貼滿暖暖包

給有這種困擾的妳

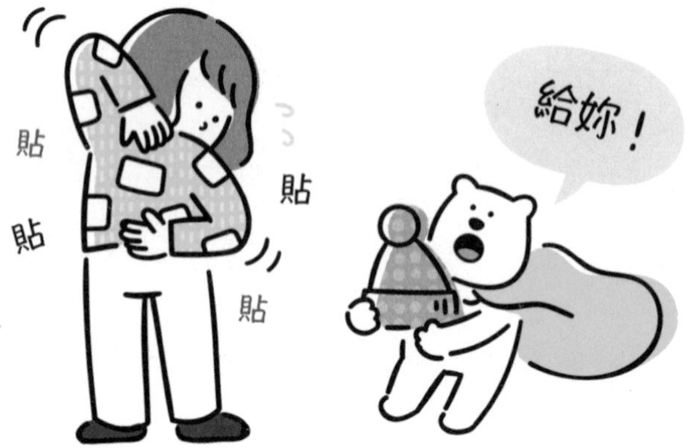

搞不懂暖暖包
究竟該貼在哪裡？

Point

- 在身體發冷之前貼上暖暖包。
- 貼在腰及腹部可消除下半身冰冷。
- 貼在肩胛骨之間可消除手指冰冷。

基本上是貼在腰部！腹部與肩胛骨之間也 OK

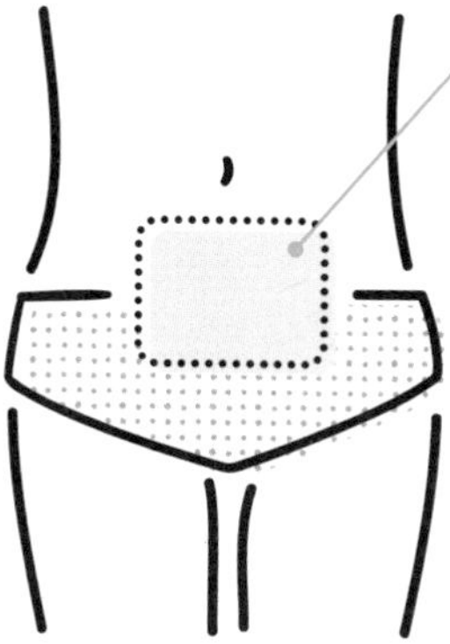

下腹部

溫熱臟器，食欲不振、拉肚子與便秘也能得到改善。疲勞時也貼這裡。

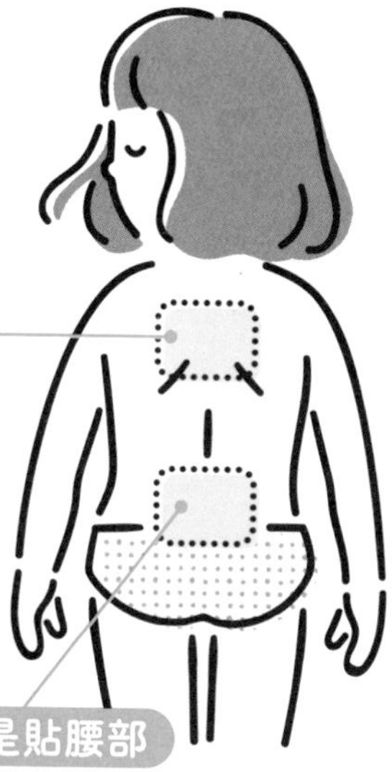

肩胛骨

在意手指冰冷時貼這裡。可改善肩頸僵硬，讓氣色變好。

基本上是貼腰部

貼在骶骨（腰部略往下，位於臀部中心的逆三角形骨頭）上方。不影響穿衣，對改善下半身冰冷與腰痛有效。

！防範低溫燙傷

拋棄式暖暖包直接貼在肌膚上，會有低溫燙傷之虞。若要直接貼，建議使用溫度不會上升太高的溫熱貼布。

外出前貼這三個點，可以改善全身血流

拋棄式暖暖包，可說是畏寒者的救星。若是「用了暖暖包，但還是覺得好冷」，也許需要重新檢視一下使用方法。

身體一旦變得冰冷，必需費很大的功夫才能再度溫暖，所以在出現畏寒、覺得「好冷！」之前就貼上暖暖包才是正確作法。

貼在什麼位置也是重點！若只有一片，就貼在腰部，讓容易冰冷的下半身與身軀保持溫暖，還能一併緩和腰痛。

受手指冰冷之苦的人，可將暖暖包貼在兩肩胛骨之間。當肩頸的血液循環變好，連肩膀僵硬痠痛也會減輕。

若貼在下腹部，能有效消除腹部與下半身冰冷。拉肚子與便秘也因為胃腸暖和而獲得改善。子宮與卵巢保持溫暖，有助於緩解經痛與月經不順。此外，下腹部血流暢通，全身代謝會跟著變好。

冷得直打哆嗦的場景③

等電車時
手指快凍僵

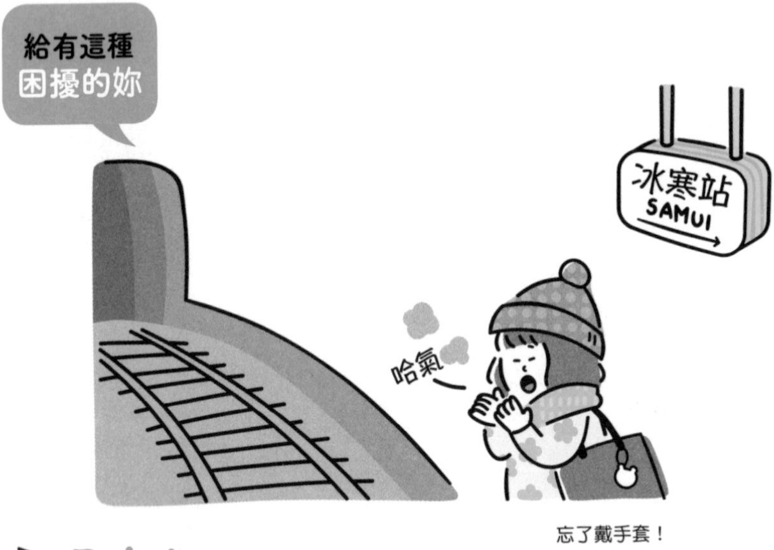
給有這種
困擾的妳
冰寒站
SAMUI
哈氣
忘了戴手套！

Point

● 轉動肩膀，活動背部及手臂的肌肉製造熱能。

● 按揉指尖，改善末梢血液循環。

● 將熱飲當成小熱水袋取暖。

轉動肩膀，以上半身的肌肉製造熱

❶ 手放在肩膀上

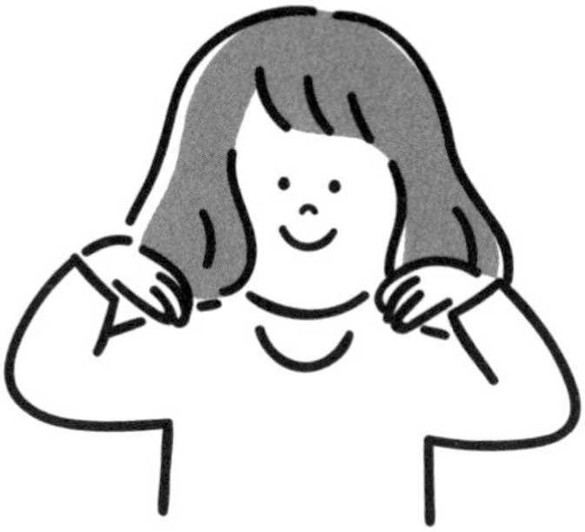

❷ 轉動肩膀

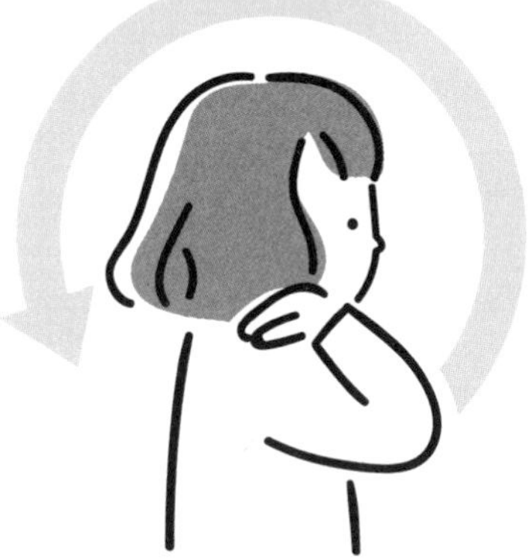

轉動肩膀，鬆開背部到肩膀的僵硬肌肉

手指置於肩上，手肘如畫圓般轉動肩膀。手指冰冷就要活動上半身的背部大塊肌肉。

戴口罩可防寒冷與乾燥

戴口罩比想中暖和許多。吐出的氣可溫暖臉部，呼氣的濕度則可預防乾燥。

活動大肌肉！刺激指尖也有效

指尖位於身體末梢，是特別容易冰冷的部位。而且一旦啟動冰冷開關，得大費周章才能再度變暖，所以在覺得冷之前戴上手套才是對的。只是難免還是會發生「覺得沒那麼冷」而疏忽大意，或是忘了帶手套的狀況。

此時，請大幅轉動肩膀，活動上半身的背部與手臂的大塊肌肉，製造熱能，促進血液循環。

當指尖凍僵時，從指尖按揉到手掌。轉動手腕以及將手腕反摺般扳動指尖等，多多活動手部。

到自動販賣機購買熱飲（選擇保持瓶，因為鋁罐一開始太燙，又很快就涼了），代替小熱水袋溫熱雙手也是不錯的作法。

冷得直打哆嗦的場景❹

辦公室座位 彷佛在北極圈

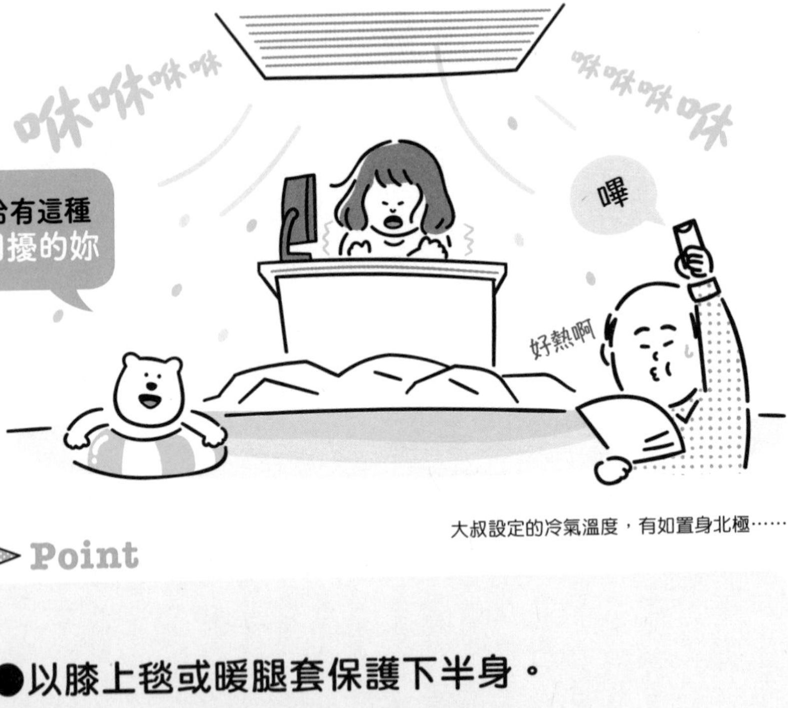

大叔設定的冷氣溫度，有如置身北極……

Point

- 以膝上毯或暖腿套保護下半身。
- 活用以USB充電的保暖用品。
- 善用熱飲及辛香料，從身體內側暖起。

打造溫暖的辦公環境

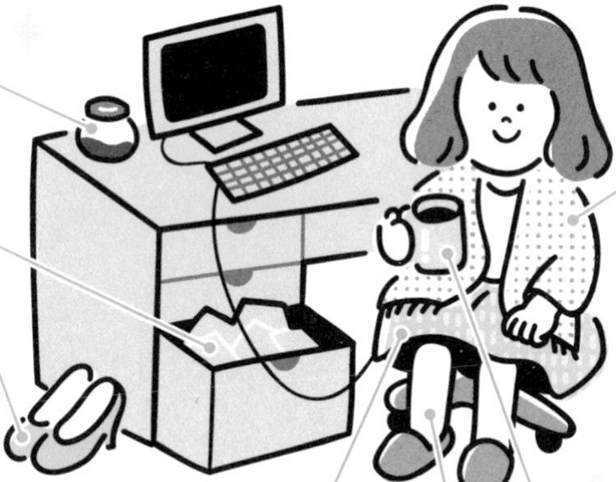
以圍巾遮蔽有溫度感應構造（參見66頁）的肩頸與上手臂
飲料加肉桂粉有暖身效果
存放暖暖包以備不時之需
換上寬鬆的拖鞋
以USB連結電腦就會發熱的電毯
讓人放鬆的熱飲
暖腿套

開會中或拜訪客戶時可輕輕按摩腹部

將手置於肚臍下方，一邊慢慢深呼吸一邊輕柔按摩，緩解冰冷。

從內到外想方設法展開防寒保暖

對畏寒的女性來說，辦公室防寒保暖是永遠的課題。尤其是開冷氣的夏天，要是就坐在冷氣直吹的位置更是悲慘。實在冷得受不了時，可以請求主管調整一下溫度，但自我保護措施絕對不能少！

膝上毯、暖腿套與襪子是理所當然的必備品。再來就是把包得太緊的鞋子換成不會束縛足部的拖鞋，預防腳部冰冷與水腫。最近市面出現可用USB與電腦連結充電發熱的電毯、抱枕與迷你熱水袋等琳琅滿目商品。

飲用熱飲，從體內開始暖起也是一個好方法。紅茶、普洱茶與發酵茶都有暖身效果。也可將肉桂與生薑等有熱身作用的辛香料加進牛奶中飲用。

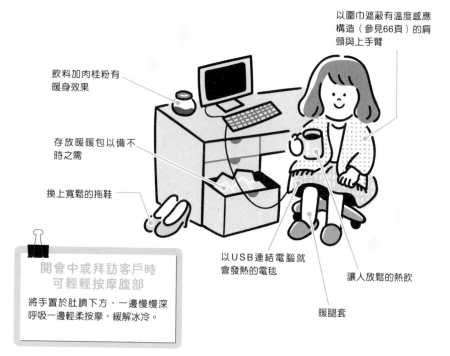

冷得直打哆嗦的場景❺

居酒屋內 寒氣逼人就像走進冷凍庫

給有這種困擾的妳

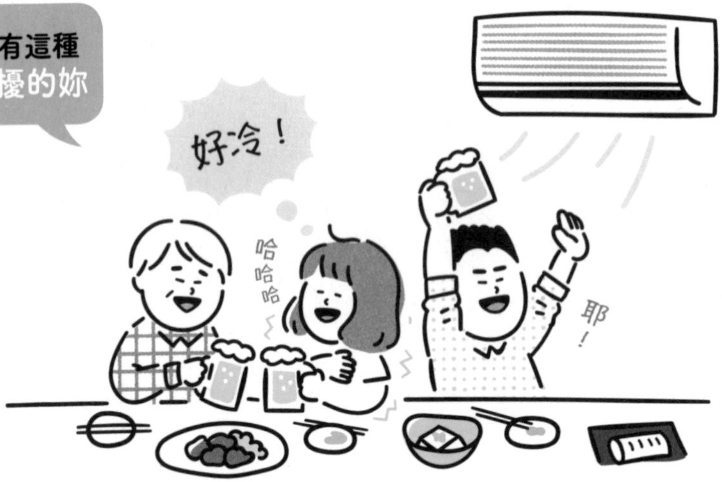

在居酒屋或電影院等寒冷場所久坐不動。

Point

- 以圍巾或毯子保護下半身不冰冷。
- 經常站起來走動，或是動動腳踝。
- 選擇暖身的下酒菜。

選擇菜色與座位，讓身體不發冷

點炸豆腐而非炸雞

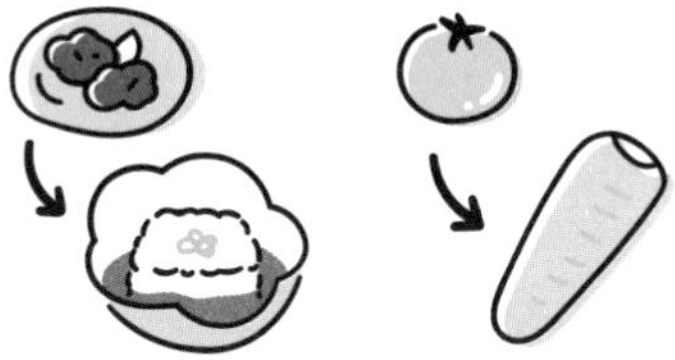

大豆加工食品是富含大豆異黃酮的暖身食物。想吃炸物時，就點炸豆腐而不要炸雞。而作為肌肉原料的肉類，比起照燒雞，最好選擇以健康方式烹調的菜色。蔬菜推薦根莖類。

坐在桌邊等容易起身的位置

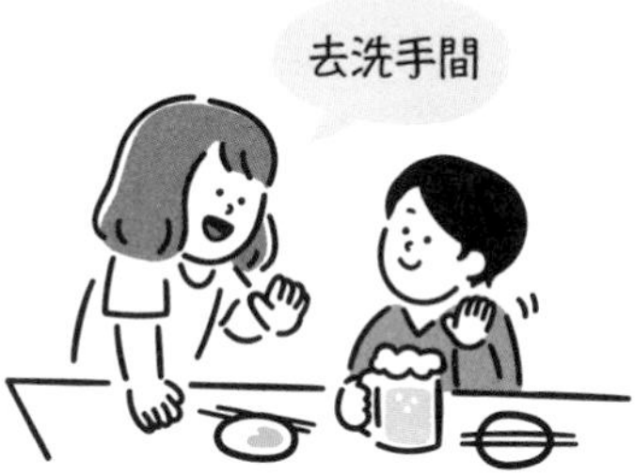

久坐不動，下半身會血流不順，尤其是跪坐。多利用去洗手間等機會起身動動腳。

「先來杯啤酒吧」會讓身體變冷嗎？

沁涼的冰啤酒會讓身體變冷。不要一次大口喝光，說完「大家辛苦了」喝一口，再配著小菜慢慢喝就OK。

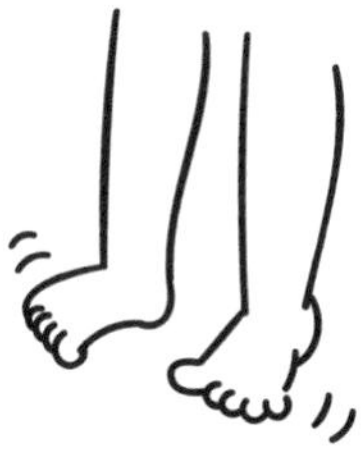

實在無法常常離席時

腳趾握拳運動

將腳趾張開闔上，反複進行，悄悄排寒。

坐著不動身體會發冷！

在冷氣大開的居酒屋聚餐，若只有30分鐘也罷，時間一拉長，身體就會從內部開始冷起。比照辦公室的防寒措施，利用圍巾等包覆腰部與腹部，作好下半身的保暖。有的店家會提供毯子，冷得難受時可向店家借用。

另外，一直坐著不動，下半身血液循環會變差，容易畏寒或水腫。挑一個靠近洗手間的位置，即使沒有要上廁所，也勤於起身動動雙腳。要是不方便站起來，可以在桌子下轉動腳踝，或是偷偷脫下鞋子，像握拳放開一樣地伸展腳趾。

酒精有促進血液循環的作用，適量飲用還OK，喝太多時，小心隔天早上會水腫，變成胖胖臉。下酒菜挑選暖身的湯豆腐（豆腐火鍋）、大豆加工食品或雞肉等，攝取蛋白質。

冷得直打哆嗦的場景❻

洗碗是件讓人想擺脫的苦差事

給有這種
困擾的妳

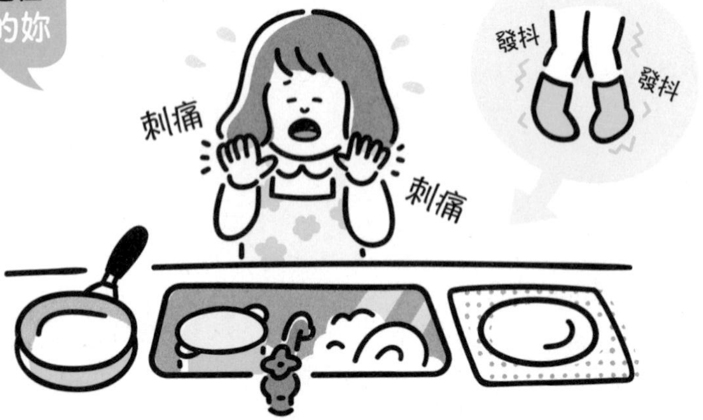

清潔浴室、洗衣服……
冬天做家事是在跟寒冷搏鬥，冷到不想做。

Point

- 戴上橡膠手套，預防畏寒與手部粗糙。
- 上半身的祛寒對策是保持肩頸溫暖。
- 下半身的祛畏對策是穿五趾襪與暖腿套。

使用紅豆暖暖包，從頸部開始保暖

紅豆暖暖包作法

❶
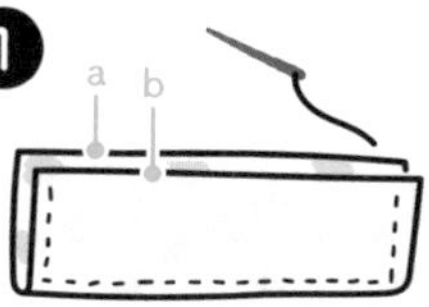

準備可圍住頸部長度的麻布或棉布等，正面相對摺起，縫合虛線部分。

❷
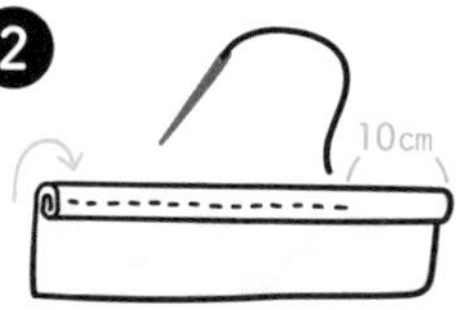

將長邊的a與b疊合，一起摺三摺，縫合虛線部分。留下約10cm不縫。

❸
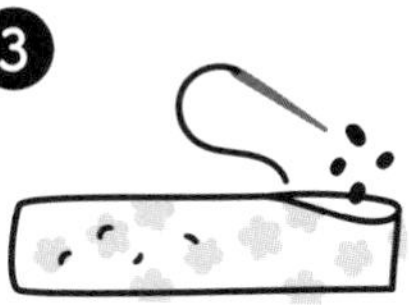

將正面翻至朝外，自開口倒入紅豆，接著將開口縫合完成。

紅豆暖暖包用法

❶
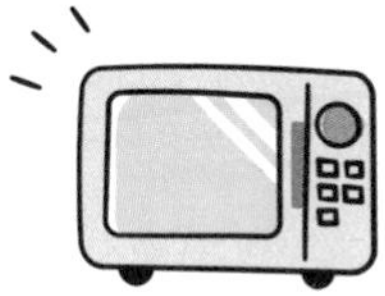

原則上以500W的微波爐加熱約30秒，視狀況增減加熱時間，至與拋棄式暖暖包相同的溫度。

❷
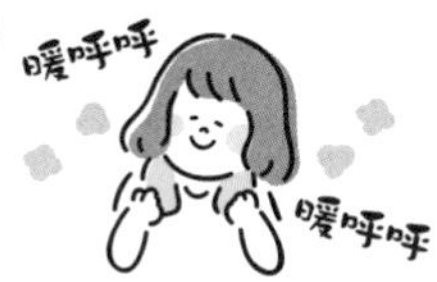

圍在脖子上，溫暖肩頸一帶，冷掉後再以微波爐加熱。

! 小心燙傷！

熱水袋會自然冷卻，燙傷的可能性較低，但若一開始注入的熱水溫度太高仍可能燙傷，請格外小心。

利用散發蒸氣的商品 消除寒冷頂防僵硬

碰水的工作會讓身體發冷。很多人會以熱水洗碗，可是熱水又會讓手變得粗糙。所以在廚房清洗物品時，建議戴上橡膠手套，預防畏寒與粗糙，保護雙手。內側有刷毛的手套更溫暖和。

肩頸保持溫暖，對預防手指冰冷也有效。建議做家事時，在肩頸披上熱毛巾、貼上溫熱貼布或使用紅豆暖暖包，這些會散發蒸氣的產品可將熱能傳至身體深處，並預防肩膀僵硬（※紅豆暖暖包的原理，是紅豆所含的水分受熱而變成水蒸氣）。

腳部冰冷得難受時，穿上五趾襪＋暖腿套守護雙腳。近來流行的絨毛襪，挑選不會將腳束得太緊的寬鬆尺寸也OK。可愛的造型，讓做家事也變得愉快多了。

冷得直打哆嗦的場景⑦

住家房間
冷到想找人取暖

給有這種
困擾的妳

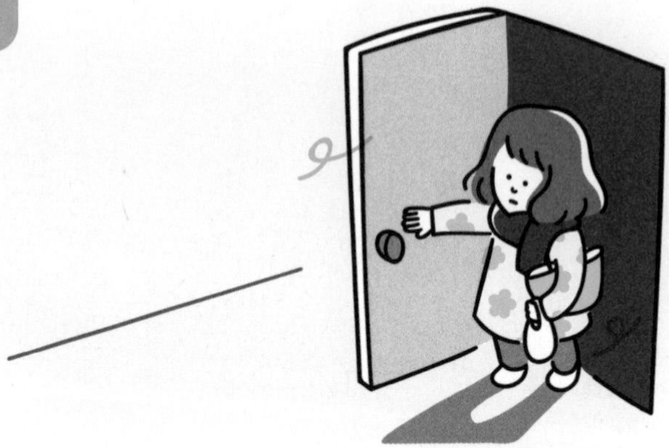

原本讓人放鬆的家卻冷得坐立難安。

Point

- 冬天用電熱毯比開暖氣好。
- 夏天活用除濕功能或電風扇。
- 穿著令人放鬆的居家服，促進血流。

控制濕度營造舒適空間

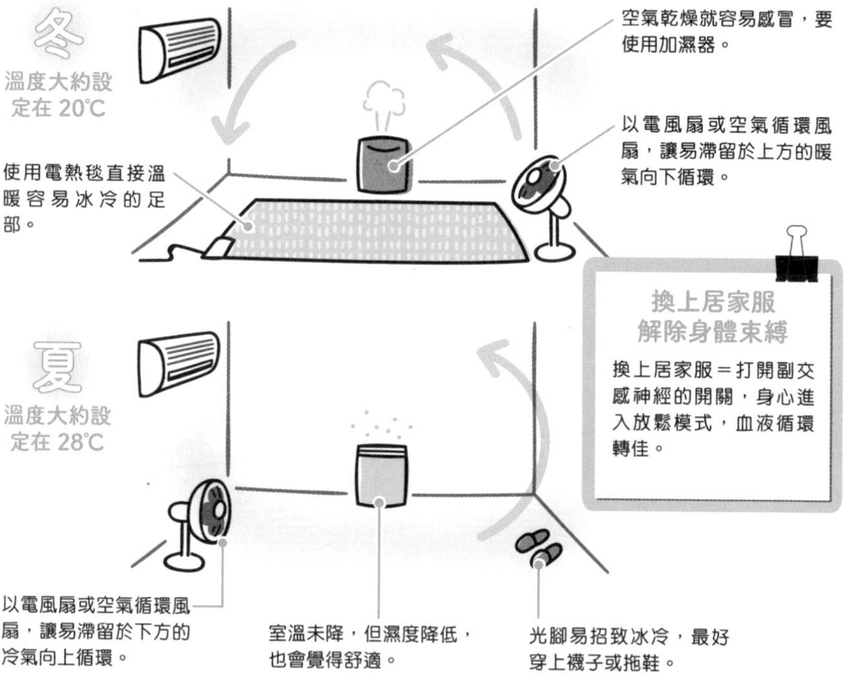
冬
溫度大約設定在20℃
空氣乾燥就容易感冒，要使用加濕器。
以電風扇或空氣循環風扇，讓易滯留於上方的暖氣向下循環。
使用電熱毯直接溫暖容易冰冷的足部。
夏
溫度大約設定在28℃
換上居家服 解除身體束縛
換上居家服＝打開副交感神經的開關，身心進入放鬆模式，血液循環轉佳。
以電風扇或空氣循環風扇，讓易滯留於下方的冷氣向上循環。
室溫未降，但濕度降低，也會覺得舒適。
光腳易招致冰冷，最好穿上襪子或拖鞋。

無論冬夏都不要過度依賴冷暖氣設備

住家房間一到冬天就很冷，可重新調整暖氣設備的用法。與其以空調的暖氣提高室內溫度，建議使用電熱毯或暖爐桌，從腳邊開始直接溫暖身體。

空調的暖氣會使室內空氣更乾燥，可能引起感冒，或使肌膚乾燥及出現細小皺紋。使用時，溫度約設定在20℃，且務必加濕，控制濕度不致過低。

夏天也要避免過度依賴冷氣。長時間處在冷氣室內，身體會太冷。設定在28℃，再靈活搭配除濕與電風扇，打造一個「舒適」的環境，勝過只求「涼快」。

調整衣著是另一個重點。腳部會冰冷，就不分季節穿上襪子。回家後脫下拘束的套裝，換上居家服放鬆身體，血管會隨著擴張，便不易畏寒。

冷得直打哆嗦的場景❽

泡澡時很溫暖，但洗完後身體發冷！

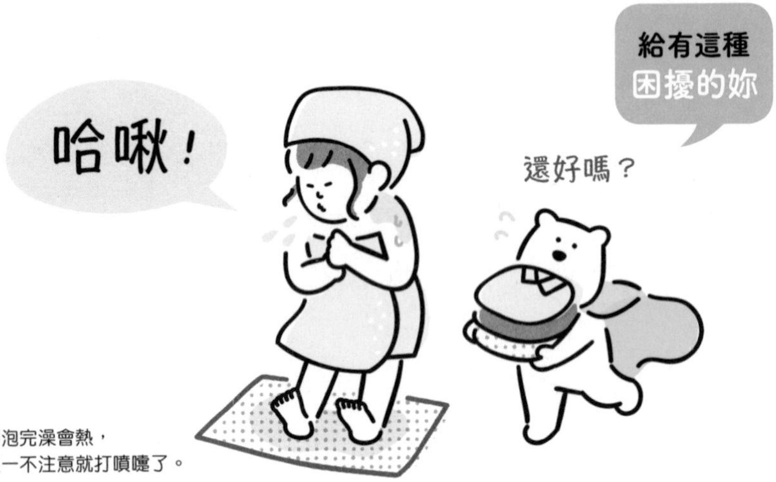

剛泡完澡會熱，
但一不注意就打噴嚏了。

Point

- 先以溫水泡澡，起身後再以溫水淋浴。
- 泡完澡後在身體發冷前，就先鑽入被窩。
- 泡澡後若不直接上床就寢，要穿上衣服與襪子保暖。

不要大量出汗，以免出現泡澡後身體發冷的狀況

泡澡中

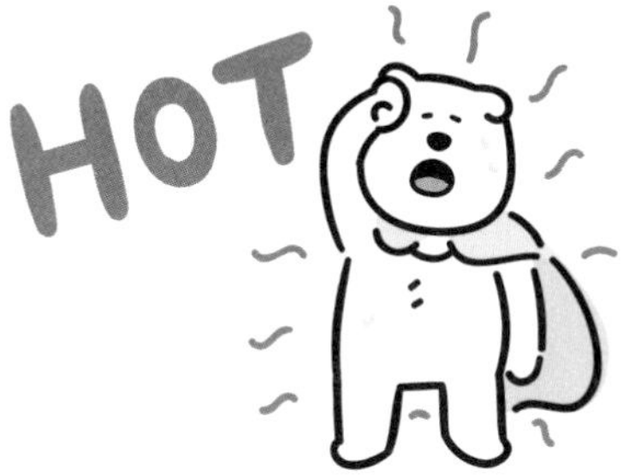

水太熱只能泡一下下，無法暖至身體中心。

泡澡後

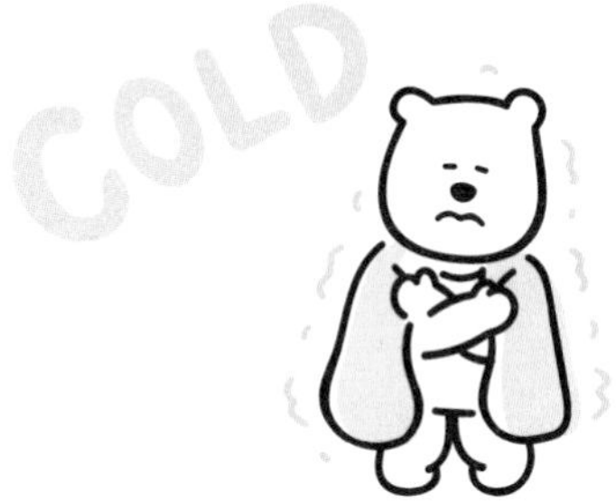

出很多汗，汗水讓身體冷卻，出現畏寒。

泡熱水澡＝表面焦黃，裡面沒熟的狀態！

熱水浴之所以泡不久，原因在只會溫熱表面。畏寒症者最好是悠閒自在的浸泡溫水，暖至身體中心。

1 泡澡後沖溫水

從浴缸起身後，以比泡澡溫度稍低的溫水沖洗就不易出汗。

2 水溫不要高到會出汗

汗流不止的泡澡方式並不好，試著調整水溫與泡澡時間。

不要大量出汗，以免出現泡澡後身體發冷的狀況

泡個澡讓全身暖呼呼，對畏寒者來說應該是最棒的，會出現「洗完身體發冷」的狀況，原因在洗澡的方法不對。在112頁會詳述有助於消除畏寒的泡澡方式，請參考。

「泡完澡後沖冷水能防止身體發冷」，其道理是避免身體因出汗而釋放熱能，只是要求畏寒症者沖冷水太殘酷了。

預防身體釋放熱能，重點在不要出汗。洗澡水設定38至40℃，若降溫了再加熱到覺得舒服的溫度。結束泡澡，起身沖淋溫水，就能有和沖冷水一樣的效果。

出了浴室，在身體未發冷前，快點上床，GO！只穿著薄衣晃來晃去的，身體會發冷，建議穿上襪子與罩衫好好保暖。

冷得直打哆嗦的場景⑨

半夜睜大眼睛，太冷睡不著

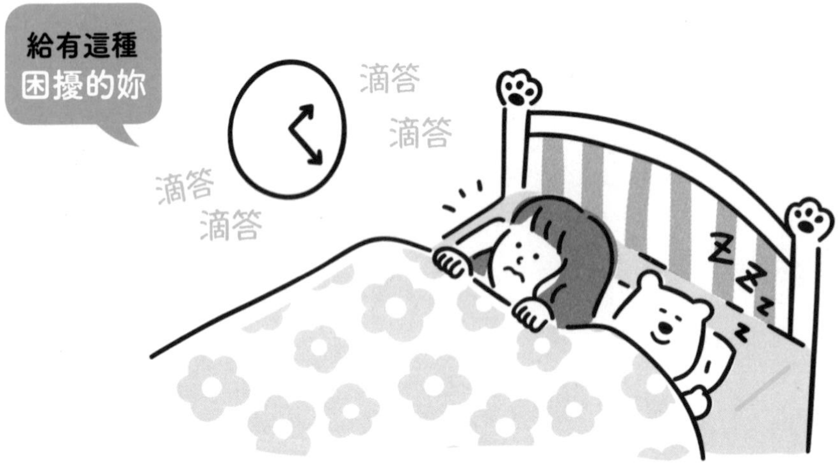

習慣性晚睡的人要注意。

Point

- 早上按時起床，打造規律生活。
- 於睡前一小時洗澡。
- 活用電熱毯、熱水袋與毛巾等物品。

以睡前儀式與晨間日光浴打造生活節奏

建立睡前的例行程序

自己擬定一套入睡儀式，例如洗澡後→全身按摩→伸展→上床等，讓身心都進入休息模式。

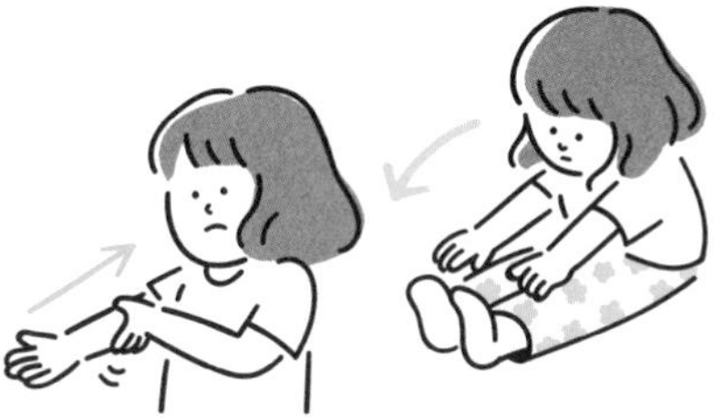

晨間日光浴

早上沐浴在陽光下，重置體內時鐘，舒服地醒來。如此也能促進晚上分泌誘發睡眠的荷爾蒙褪黑激素，一夜安眠。

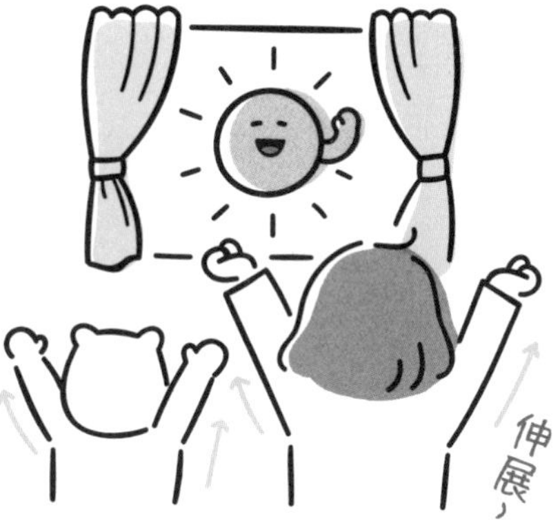

洗澡約一小時後就寢，可擁有良好睡眠

洗澡可溫熱身體，但若洗後只穿薄薄的衣服，也未立即就寢，身體很快就會冷掉。因為洗澡而升高的中心體溫，約一小時左右會緩緩下降，幫助熟睡。

臨睡前提高體溫，深夜不暖身

生活不規律會導致失眠，所以首先要調整生活節奏，而且就從早晨開始。早上按時起床，沐浴於陽光下，自然養成規律作息。

入睡前，身體會擴張手腳及皮膚表面的血管，釋放體內的熱能，降低中心體溫，幫助入睡。健康的人，體溫會順利進行變化。如果身體發冷，打亂這個節奏，就會出現「輾轉難眠」、「無法熟睡」等困擾。

熟睡的訣竅在入睡前降低中心體溫。為了減少中心體溫上升的幅度，宜在睡前一小時左右洗澡。

也建議使用電熱毯或熱水袋等溫熱被窩。不過，若在睡覺時一直維持高體溫會無法熟睡，睡時要關掉電熱毯。此外被褥潮濕會使身體發冷，最好勤快晾曬寢具。

冷得直打哆嗦的場景⑩

飛機上又冷又乾，在著陸時身體冰冷又乾燥

給有這種困擾的妳

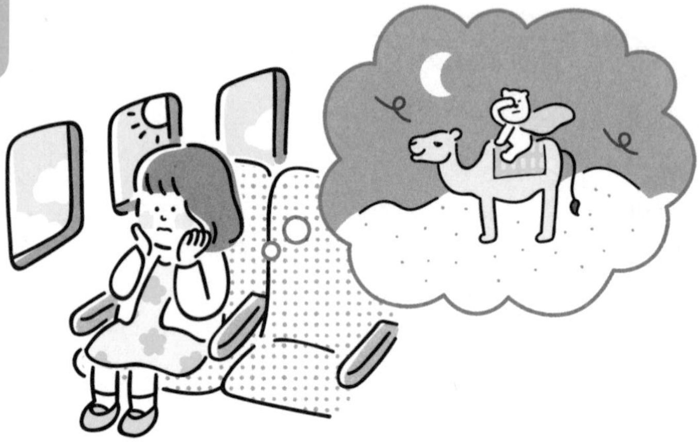

飛機內的寒冷與乾燥，簡直像是在沙漠中度過一晚。

Point

●攜帶外套與毯子防寒。

●脫下鞋子，換上厚襪＋拖鞋。

●戴口罩防寒＆乾燥。

搭機七大神技

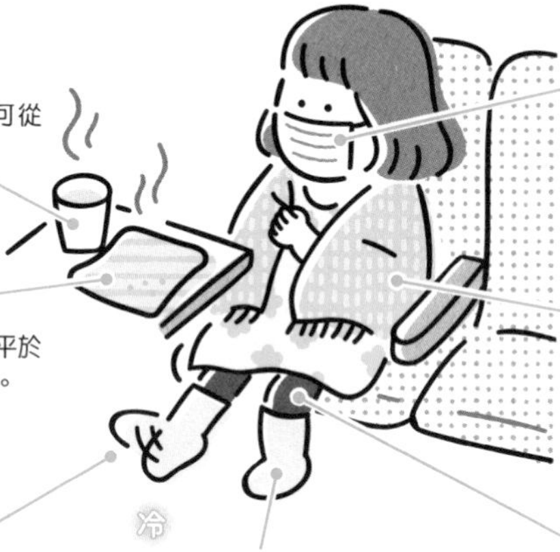

冷 乾
熱飲
勤於補充水分。熱飲可從身體內部開始暖起。

乾
口罩・不化妝
卸妝，擦拭足量乳液保護肌膚。戴上口罩會更好。

乾
濕紙巾
將機內發送的濕紙巾攤平於桌面，多少有加濕作用。

冷
披上外套等
隨身攜帶圍巾或披肩等保暖衣物。

冷 腫
伸展腳踝
轉動腳踝等關節活動身體，促進血流。在位子上就能做。

冷
厚襪
以暖腿套或厚襪保護容易冰冷的下半身。

腫
壓力襪
準備消水腫的物品，以免雙腳疲軟，無法行走。

冷……畏寒	乾……乾燥	腫……水腫
機內空調很強又乾燥，備感寒冷。即使無畏寒症，防寒對策仍不可少。	機內濕度調控到很低，乾燥得有如沙漠。	氣壓變化、寒冷，加上長時間沒動，導致血液循環不良，臉、手及腳出現水腫。

無法調整溫濕度，需隨身攜帶防寒小物

飛機內的空調通常都很強，尤其是長程航線，又冷又很乾燥。若什麼都不作，結果身體與腳部冷冰冰、臉部粗乾浮腫，還有黑眼圈，可就不妙了！即使是到熱帶國家旅行，機內及建築物裡面多半還是滿冷的，務必隨身攜帶外套、披肩或圍巾等。在覺得冷之前就先以毯子或外套守護身體。

臉部與腳部水腫，不只是畏寒引起的，氣壓變化與久坐不動也是原因。可起身上個廁所，活動活動腳踝。

若腳部嚴重水腫，可在機內脫掉鞋子，換上不會緊束足部的涼鞋或拖鞋。也建議穿著壓力襪或長統襪。至於口罩，能有效預防肌膚乾燥，對防止喉嚨與鼻子太乾也有幫助。

冷得直打哆嗦的場景⑪

住宿地點比較冷，睡眠嚴重不足

給有這種困擾的妳

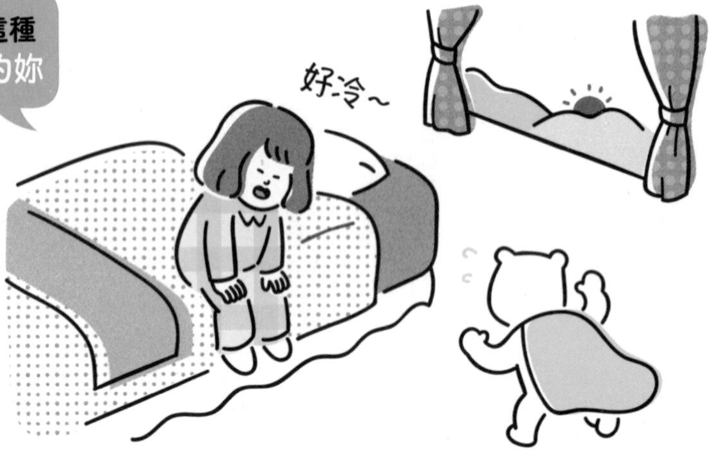

旅館不同於自己家，不易備妥萬全的防寒對策。

Point

- 不要太依賴空調，自製熱水袋。
- 使用加濕器或活用浴室蒸氣。
- 在枕邊放置濕毛巾。

速成熱水袋作法

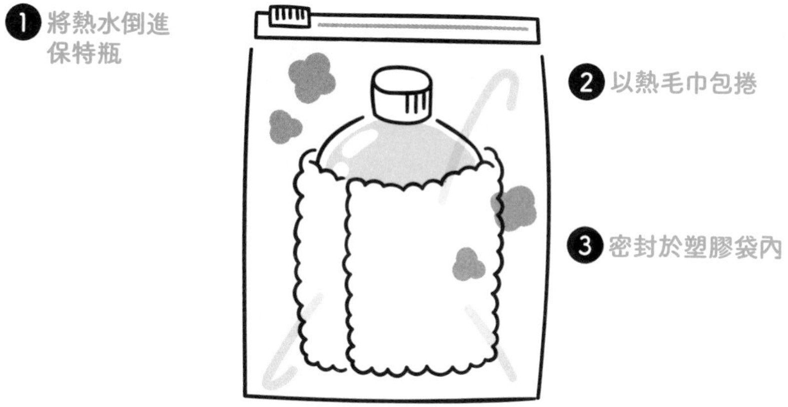
❶ 將熱水倒進保特瓶
❷ 以熱毛巾包捲
❸ 密封於塑膠袋內

❗ 小心燙傷！

熱水袋會自然冷卻，燙傷的可能性較低，但若一開始注入的熱水溫度過高就另當別論。一定要十分注意熱水的溫度。

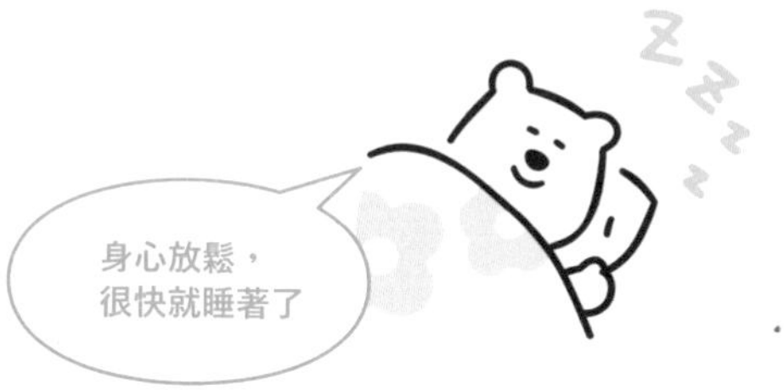
身心放鬆，
很快就睡著了

濕度低會加深寒冷感覺

旅館等住宿地點的保暖設備以空調為主。因為「好冷」或「畏寒」就暖氣大開，小心空氣會很乾燥。覺得冷時可要求加棉被，或自製熱水袋來暖身。

即使是氣密性高的旅館房間，冷空氣還是會從窗縫鑽進來，一定要拉上窗簾。

雖然室溫相同，濕度高時會感覺沒那麼冷。最近有愈來愈多商務旅館在房內準備了加濕器。如果沒有，可詢問櫃檯可否借用。

「即使如此，還是很乾！」時，試著打開浴室的門，轉開蓮蓬頭，讓熱水注入浴缸，可得到足以撫平套裝皺褶的蒸氣量。就寢時也建議在床邊桌放條濕毛巾。

冷得直打哆嗦的場景⑫

生理期
發冷、肚子痛、不舒服

給有這種
困擾的妳

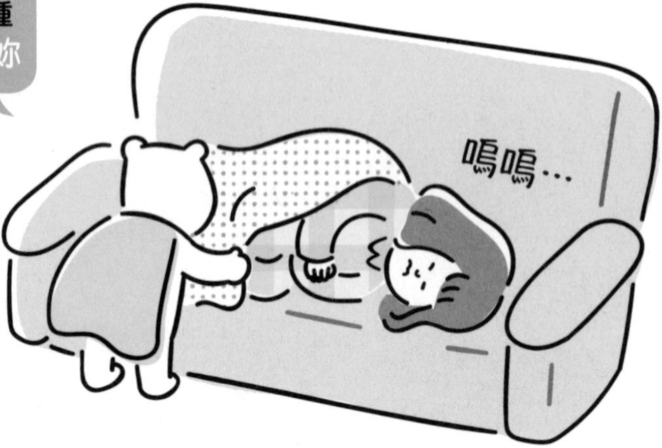

月經一來總會發冷，腹部有下墜感。

Point

●月經來臨前體溫會大幅下降。

●提高體溫、維持水分的荷爾蒙分泌減少。

●熱能伴隨血液與水分排出體外。

月經週期的體溫變化

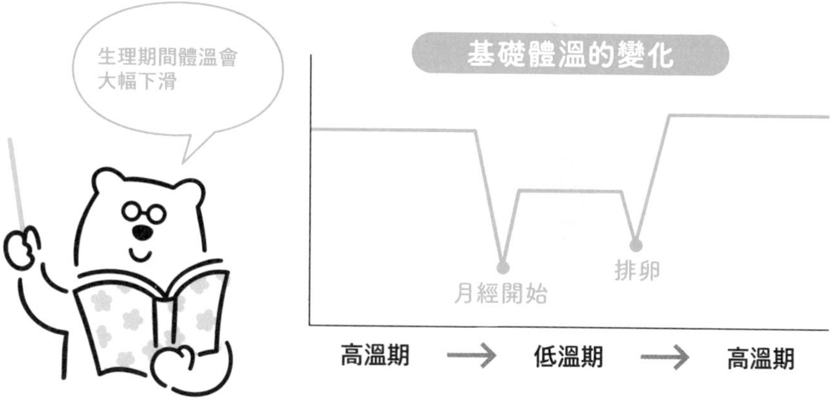
生理期間體溫會
大幅下滑
基礎體溫的變化
月經開始
排卵
高溫期
低溫期
高溫期

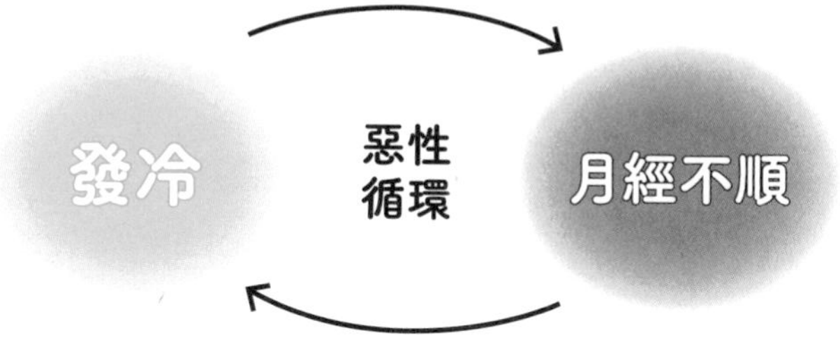
發冷
惡性
循環
月經不順

身體發冷，骨盆內的血流就會變差，不僅經痛加劇，腹部冰冷也更形惡化。若置之不理，畏寒及月經不適問題都會日益嚴重。

畏寒與女性荷爾蒙密切相關

身體一旦變冷，子宮與卵巢的血液循環就會變差，導致女性荷爾蒙失衡，出現各種不舒服的症狀。

填寫基礎體溫表就能了解女性荷爾蒙的平衡。在健康狀況下，從排卵日到月經開始前，體溫是處於高溫期，月經一來，體溫便度迅速下滑，直到下個排卵日之前都是低溫期。生理期間，用於提升體溫、維持水分的荷爾蒙分泌減少，除了畏寒之外，還容易拉肚子，出現倦怠感與經痛等。

再者，在排出經血的同時，體內的熱能也跟著流失。因為荷爾蒙的作用，月經前堆積於體內的水分，會在月經期間與大便一起排出體外，此時，熱能也一併流失。

如上述，由於生理期的身體畏寒是由各種原因引起的，需要更周全的防寒對策。

生理期的祛寒照護❶

以38℃的淋浴進行溫灸，按摩子宮

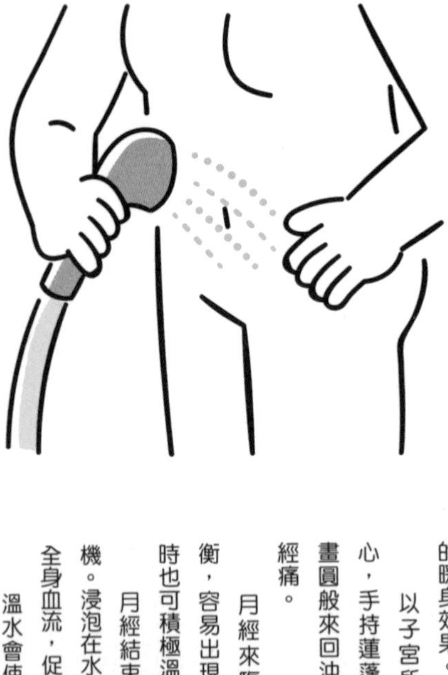

以子宮所在的肚臍下方為中心，以38至40℃的熱水畫圓沖淋大約3分鐘。

暖身效果

熱水沖淋腹部，直接溫熱。

按摩效果

受蓮蓬頭水壓的刺激，血液循環增強。

生理期採用淋浴，經期結束再泡澡

生理期身體特別容易畏寒，有的人甚至會覺得全身冰冷。嚴重到這種程度時可採用熱水淋浴，進行溫灸。

淋浴時，不只以熱水直接溫暖冰冷的肚子，蓮蓬頭的水壓還能刺激腹部，促進血液循環，發揮雙重的暖身效果。

以子宮所在的肚臍下方為中心，手持蓮蓬頭以38至40℃的熱水畫圓般來回沖淋，可以緩解難受的經痛。

月經來臨期前因自律神經失衡，容易出現畏寒、煩躁不安，此時也可積極溫熱腹部與腰部。

月經結束是改善畏寒體質的時機。浸泡在水深及肩的浴缸內，暢通全身血流，促進女性荷爾蒙分泌。

溫水會使副交感神經居優勢，末梢血管擴張，提升血液循環。

生理期的祛寒照護❷

食用湯豆腐
將熱導入體內

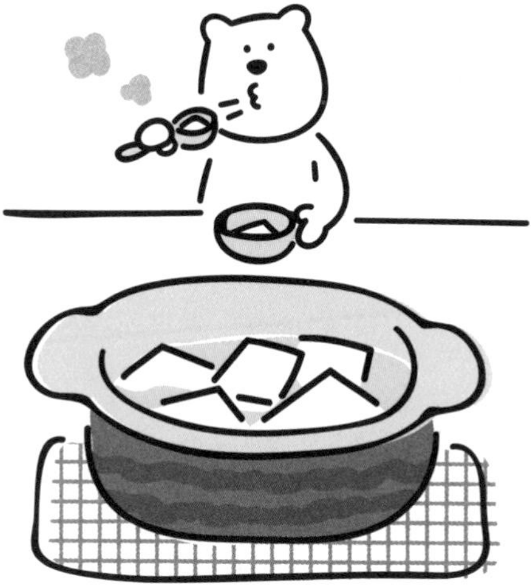

透過飲食補充身體流失的熱能。豆腐含豐富的大豆異黃酮，是女性最佳良伴。

溫熱的食物

藉由熱食與熱飲，從體內補充熱能。

大豆製品

強化血液循環，含有作用類似女性荷爾蒙的大豆異黃酮。

大豆含有作用類似女性荷爾蒙的成分

生理期間，體內的熱能會伴隨血液與水分流失，可從飲食補充熱能。雖然只要是熱食與熱飲就有效果，但若進一步選擇能溫熱身體、促進血液循環的食材，效果將更勝一籌。

例如大豆，其成分中的大豆異黃酮，具有類似女性荷爾蒙雌激素的作用。

大豆異黃酮有暢通血流、促進肌膚新陳代謝、健骨與調節自律神經等有益身體的多種功能。

直接煮大豆來吃也OK，攝取豆腐、豆漿與納豆等大豆加工食品，則可以大幅提高異黃酮的吸收率。選擇豆腐時，比起涼拌豆腐，更推薦經過加熱的湯豆腐等熱食。

酪梨、南瓜及花生等富含維他命E的食材，也有暢通血流的作用。

生理期的祛寒照護❸

平順度過生理期的小運動

生理期前 2 至 3 天

腳踝向外側旋轉

生理期間

不旋轉腳踝，靜靜地呼吸

生理期後 3 至 5 天

腳踝向內側旋轉

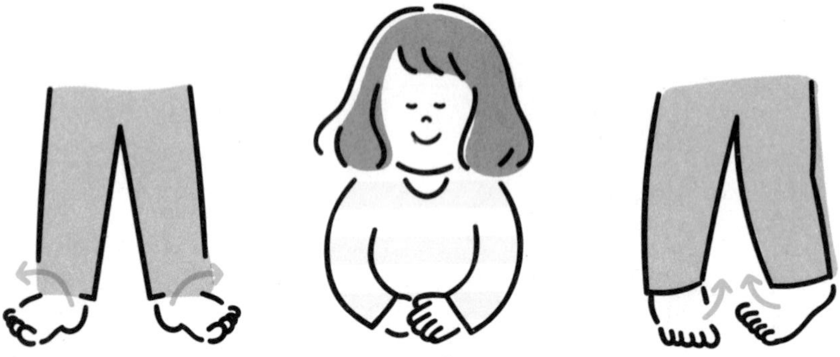

身體仰躺，雙腳打開約與肩同寬，全身放鬆。

活動腳踝以支援骨盆的開闔節奏

就像體溫隨生理週期變化，骨盆也以一定的節奏舒張或緊縮。

自月經要來的數天前，骨盆慢慢舒張，等月經一來，骨盆就會打開，排出血液。月經結束，骨盆再度緊縮。

如果助骨盆的開闔一臂之力，就能平順健康的度過月經前、生理期與月經後。可以利用作法簡單的轉動腳踝。

身體仰躺，腳踝至膝蓋裡側伸直，接著只需慢慢轉動腳踝。這個動作串連了腳踝、膝蓋與腰，影響力擴及骨盆。

在骨盆即將打開的月經前，將腳踝向外側旋轉，協助骨盆舒張。月經後朝內側旋轉，幫助骨盆往中心闔上。生理期或懷孕中不轉動腳踝，將雙手置於下腹，靜靜呼吸即可。

生理期的祛寒照護❹

按壓對女性特有症狀有效的三陰交穴

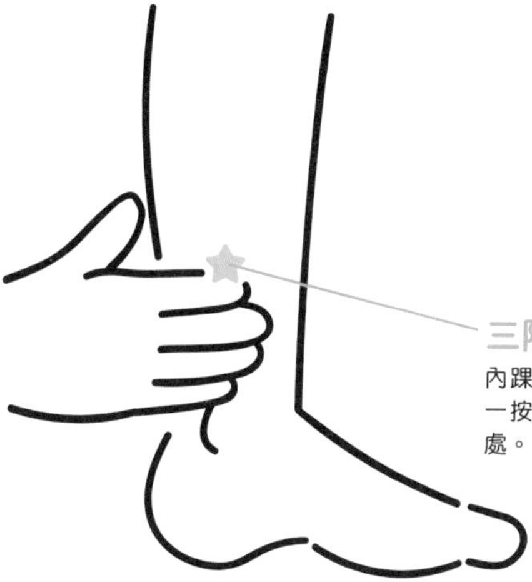

穴位按壓方式

按壓約5秒，共3次，左右腳輪流進行。按摩或溫熱穴位周邊也有效。

可緩和畏寒、經期不順、經痛與頭痛等

東方醫學會利用穴位進行身體的健康調理。

穴位是位於氣運行通道（經絡）上的點，東方醫學認為刺激穴位能使氣暢通，改善不適。氣的運行分成陽經與陰經兩種，容易停滯不前的是陰經。

其中，三陰交穴能有效緩解經期不順與經痛等女性特有問題，以及困擾女性的畏寒與頭痛，因為位於肝經、腎經與脾經的交會處而得名。

三陰交穴在內踝骨向上四指的位置，這麼講有點難懂，就是與周圍相較凹陷處，摸起來覺得柔軟，或相反地覺得硬，按壓下去有觸電傳至內部感覺的位置。如果實在不知道穴位在哪裡，按摩或溫熱周邊位置也OK。

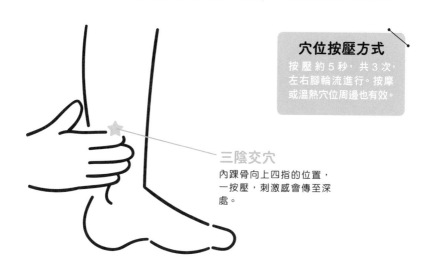

第2章

溫熱特定部位提高祛寒效果

畏寒難受的部位因人而異。
本章針對特別需要祛寒的部位，
傳授簡單有效的溫熱技巧。
當這些部位暖了，
僵硬痠痛也會跟著減輕。

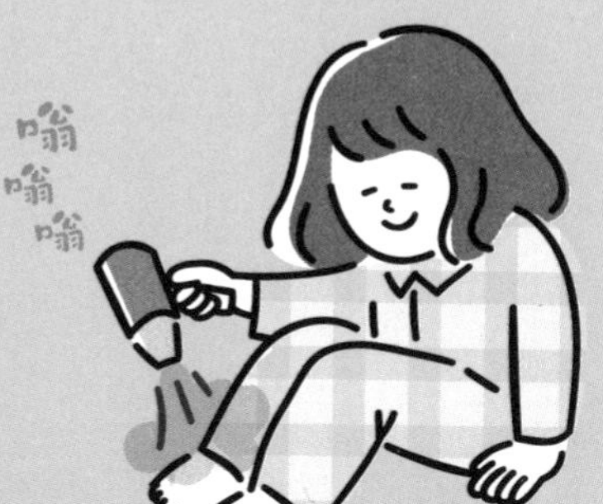

身體發冷時 熱能會往中心部位集中

Q 為何手腳容易冰冷？

A 身體自我保護而產生的反應

體內發生的事

身體覺得冰冷 ◀ 生命出現危機！

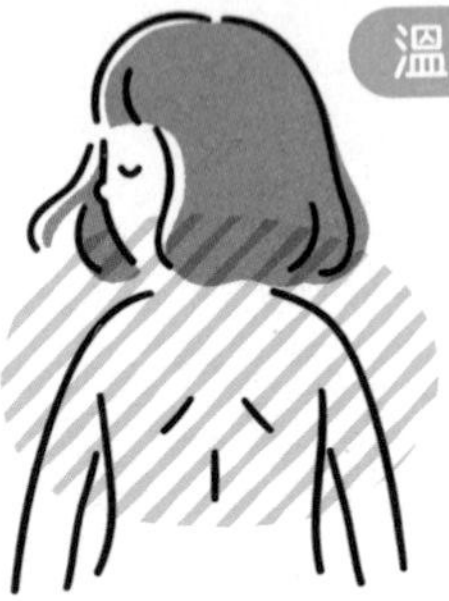

溫度感應區察知冷熱

從頸部、肩胛骨到上手臂附近，聚集了感測冷熱的神經。從察覺「好冷！」的瞬間身體開始發寒，發寒的身體要再度暖起來就很難了。

內臟一旦冰冷，身體就會判斷目前是「危險狀態！」

舉例來說，穿得太單薄使腹部周圍受寒，胃腸的血流會變差，功能下降。

食物是製造熱能的原料，而胃腸正是消化吸收食物的重要部位，其周圍的肝臟與腎臟也是維持生命所不可欠缺的器官。

當腹部受涼，身體會作出「危險！事態嚴重！」的判斷，然後將全身的血液往腹部周圍集中，如此一來，便沒有足夠的血液送達身體末梢，引起手腳冰冷。

在雪山上遇難時，指尖、鼻頭與耳朵等部位之所以容易凍傷，原因就在於身體開啟了「犧牲與維

從手腳等末梢開始冰冷

全身熱能（血液）往內臟所在的身體中心集中。

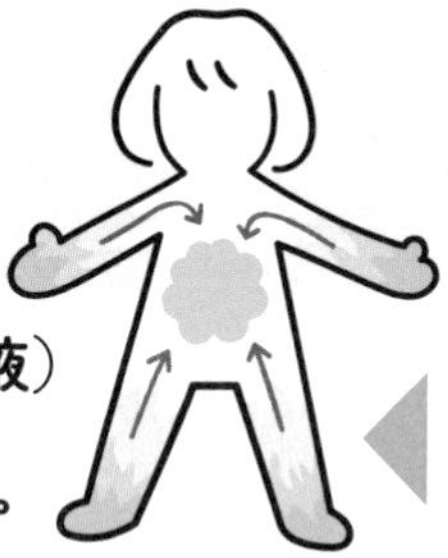

守護腦・心臟・肝臟・腎臟等

血液難以循環至末梢

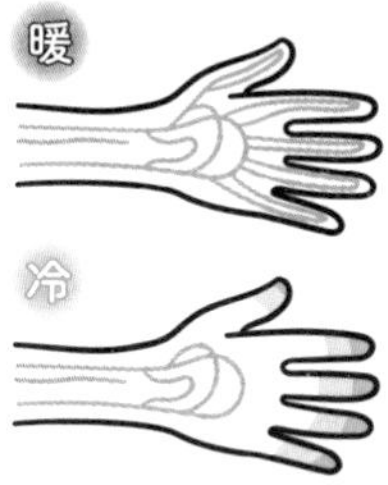

一感覺「好冰」、「好冷」，身體會優先供應血液給腦、心臟和肝臟等重要臟器，造成手腳等末梢血流不順，產生局部冰冷。

維持生命活動的重要器官

腦	控制思考與活動等身體的所有部位。腦部活動需要大量的血液。
心臟	噗咚噗咚跳動，24小時全年無休將血液送達全身。
肝臟	有體內化學工廠之稱的肝臟，是製造特別多熱能的臟器。

持生命無關的末梢，以守護重要臟器」的機制。

畏寒者首要溫熱的部位是腹部

腹部冰冷，血液會集中至身體中心部位，導致四肢冰冷。反過來說，如果保持腹部周圍溫暖，就能預防手腳冰冷。畏寒症者尤其要小心別讓腹部受寒。

溫熱腹部周圍的身體中心部位是第一要務，接下來要注意的是頸部一帶的溫度感應部位。

頸部冰冷，熱能也會匯集至心臟所在的身體中心，使得手腳末梢冰冷。而末梢冰冷是很難消除的，因此必需在感覺畏寒前開始保溫，這點非常重要。

經常冰冷的手腳部位，也要配合需要溫熱。

溫熱部位 ❶

腹部受寒會導致全身冰冷

- 陷入畏寒的惡性循環。
- 末梢及全身冰冷。
- 容易生病。

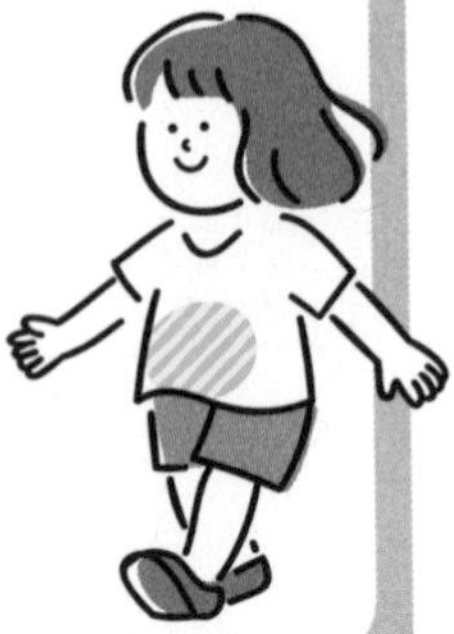

腹部溫暖之後

全身血流暢通，免疫力提升

喚醒不耐寒冷胃腸的穴位

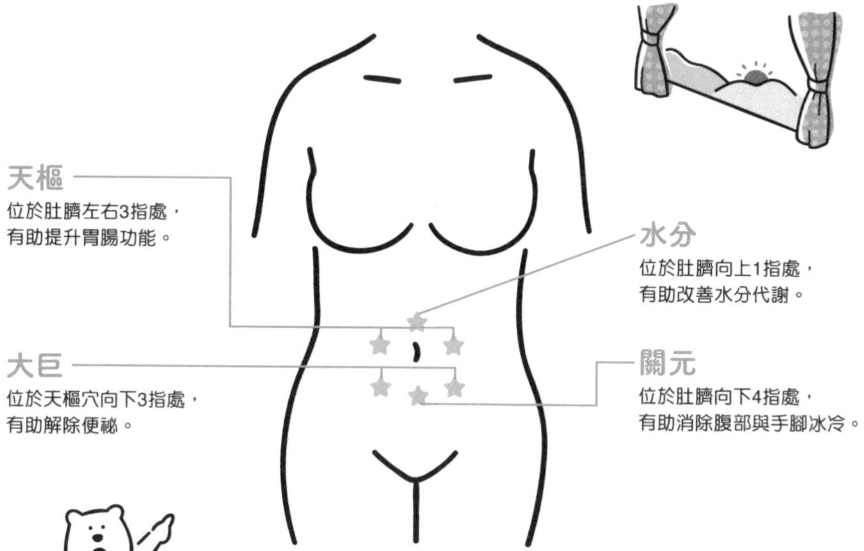
天樞
位於肚臍左右3指處，
有助提升胃腸功能。
水分
位於肚臍向上1指處，
有助改善水分代謝。
大巨
位於天樞穴向下3指處，
有助解除便祕。
關元
位於肚臍向下4指處，
有助消除腹部與手腳冰冷。

像撫平腹部般
進行按摩。

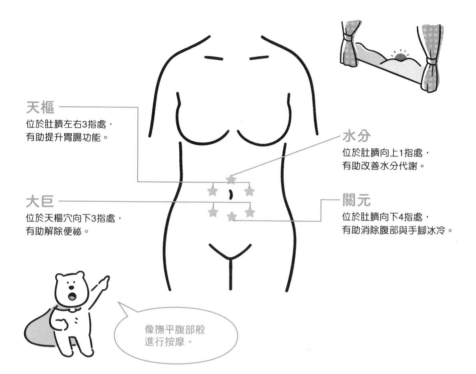

按壓穴位溫熱胃腸，讓全身溫暖有元氣

腹部冰冷會牽動全身，帶來不良影響，首當其衝的就是胃腸。

胃腸功能下降，容易引起食欲不振，吃不下東西，出現胃痛．胃下垂．胸口灼熱等症狀。吃不下＝製造熱量的原料不足。但就算吃很多，若是消化吸收力不好，仍舊無法製造充分的熱量。換句話說，只要腹部受寒，冰冷就會擴及全身。

負責守護身體的免疫細胞，約六成聚集於腹部＝腸。所以腸冷，容易拉肚子、便祕與感冒，也和容易引起過敏有關。

腹部周圍有許多重要的穴位。請指壓與按摩這些穴位，讓全身暖呼呼，神采奕奕。

溫熱部位 ❷

腰部受寒 將引發全身不適！

- 支撐身體&健康的重要部位。
- 腰部附近聚集了重要器官。
- 自律神經的通道脊椎也經過腰部。

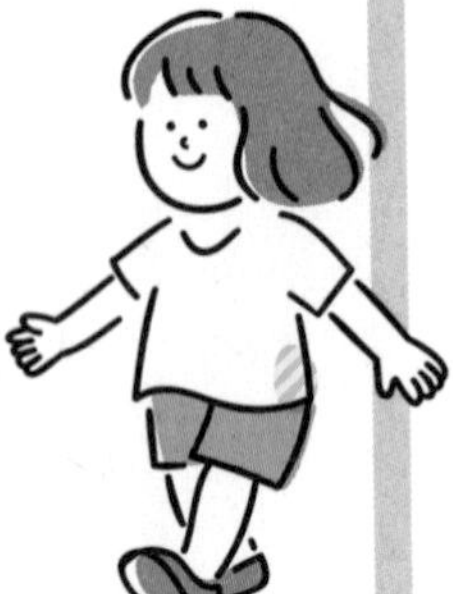

腰部溫暖之後

自律神經平衡，內臟功能提升。

隔著衣服進行也 OK 的乾布摩擦

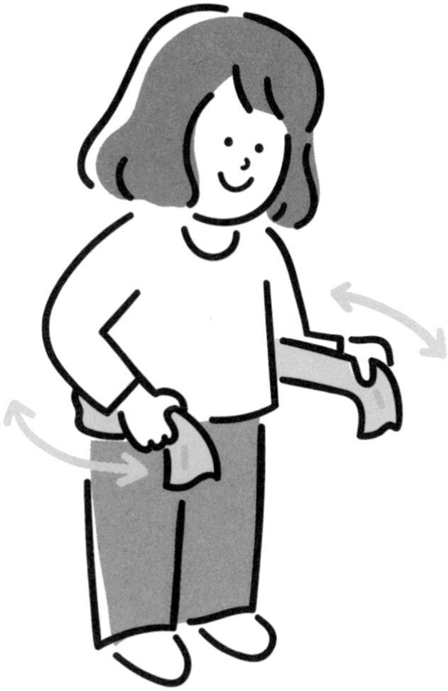

① 準備毛巾

準備一條長毛巾，捲成細長狀，圍在腰部。

② 摩擦腰部

左右手輪流將毛巾向前拉，輕輕摩擦刺激腰部。

! 不要太大力摩擦

過分刺激，皮膚可能會受傷。隔著衣服輕柔摩擦也OK。挑選質地柔軟的毛巾更安心。

乾布摩擦，暖身兼調整自律神經

腰是由「月」（肉，即身體）與「要」組成，可見腰是身體之要，連接上半身與下半身，支撐身體的重大部位。

自律神經的通道脊椎會經過腰部一帶，此外，排除老舊廢物的腎臟、吸收營養以及跟免疫有關的腸、生殖器官子宮等重要的臟器，也都集中在腰部周圍。

這麼重要的腰若是變得冰冷，別說是內臟功能，連自律神經的平衡與作用也受到不良影響。溫熱腰部的效果和腹部一樣，可以改善內臟冰冷，從體內散發元氣，對預防&緩解腰痛也有效。腰部變暖的方法很多，推薦乾布摩擦，具有促進血液循環、刺激皮膚提升免疫力，以及調節自律神經的效果。

溫熱部位 3

臀部溫暖了，內臟的血液循環跟著提升

- 臀部因為脂肪多，總是冰冰涼涼的。
- 不過，肛門周圍的血流豐富。

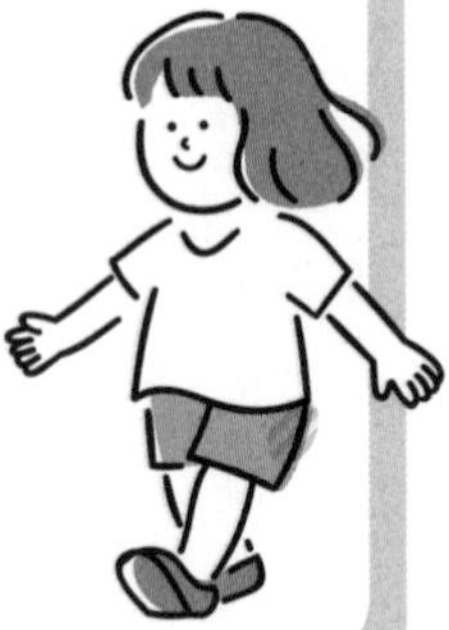

臀部溫暖之後

可改善拉肚子、便祕、頻尿、腰痛、痔瘡、經期不順及經痛等下半身的毛病。

刺激手的反射區來溫暖臀部

手背

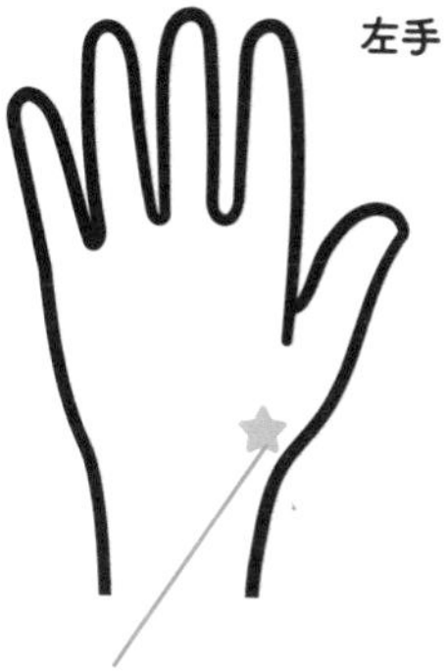

肛門的反射區

沿左手背的大拇指外緣，手與手腕交界附近的骨頭突起周圍。

Q 什麼是反射區？

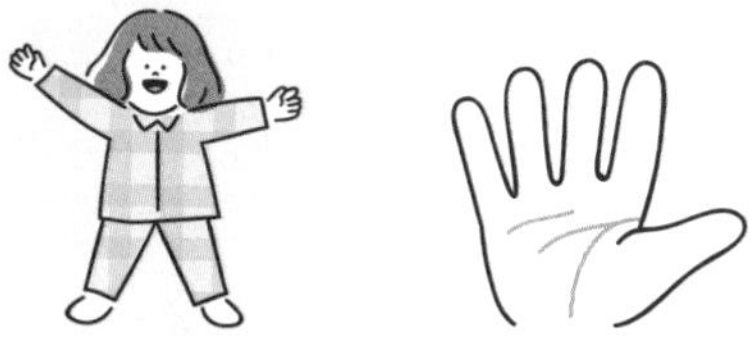

所謂反射區，是指連結至各器官與內臟的末梢神經集中處。從頭頂到趾端，身體的所有部位都對應位於手腳的反射區。例如，刺激手或腳的「胃」反射區，會產生反射，使胃部功能變好。透過刺激反射區來藉激發身體自癒力的療法，稱為反射療法。

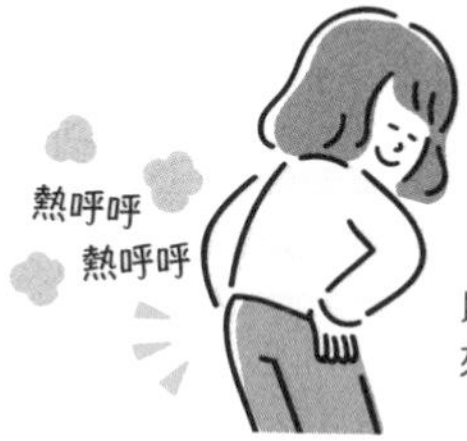

以反射療法來溫暖臀部

臀部脂肪多，冰冰涼涼是正常的

臀部摸起來冰涼，是因為這裡有很多類似靠墊功能的脂肪。而脂肪內運送熱能的血管很少，涼涼的是正常的。所以臀部冰涼並不等於身體畏寒。

但是，肛門周圍聚集許多血管，血流豐富，若促進肛門周圍的血流，胃、腸、子宮與膀胱等位於腹部的內臟血液也會變好、變暖。坐著時，肛門因承受上半身的重量，血液容易滯留，萬一血液循環太差，可能引起痔瘡。

長時間坐辦公室及受下半身冰冷之苦的人，請讓臀部的血流順暢與溫暖，對改善拉肚子、便祕、頻尿、腰痛與痔瘡等困擾也有幫助。

溫熱部位 ④

頸部不冰冷，氣色變好臉也變小

- 頸部常暴露於外部空氣中，容易冰冷。
- 因為有大血管通過，頸部冰冷會引發全身冰冷。
- 因為是對寒冷敏感的部位，會招致肩頸僵硬。

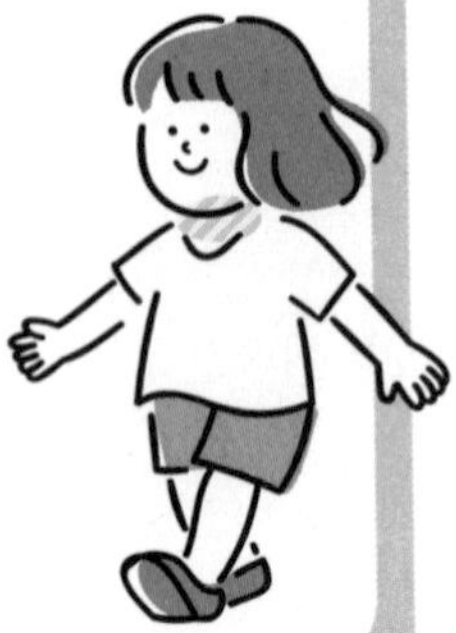

頸部溫暖之後

氣色好、臉變小，還能改善頭痛等症狀。

適度拉拉耳朵能活化血流

以舒服痛的
力道進行
先剪短指甲
以免弄傷耳朵
拉一拉

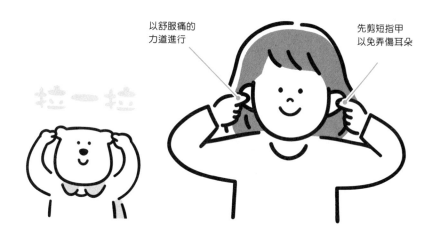

作法

① 將食指插入耳洞旁的凹陷處。
② 大拇指置於耳後，握住耳朵。
③ 輕輕將耳垂往外拉。

頸部對寒冷敏感，為有效的保暖點

常暴露於外部空氣的頸部，也是容易冰冷的部位。加上有大血管通過，擔負溫度感應的任務，頸部發冷，全身也跟著冷了起來！

由此可見冬天以圍脖或圍巾，夏天使用領巾等物品預防頸部受寒的重要性。受肩頸僵硬之苦的人，很可能是頸部冰冷造成血液循環不良所導致。

對寒冷敏感的頸部，是溫熱效果高的部位。當大血管通過的頸部周圍變得暖和，可以非常有效地擊退全身冰涼。頸部周圍血液循環通暢，肩頸僵硬與頭痛大都能得到改善。氣色也變好，水腫消除，再現小V臉！

推薦的溫熱方法是刺激耳朵。簡單拉拉耳垂，就能增強頸部周圍的血流，請試看看。

溫熱部位
5

溫熱肩膀，提升血流＆放鬆

● 保護有溫度感應功能的肩膀周圍（從頸部開始）不受寒。

● 活動肩膀製造滿滿的熱量。

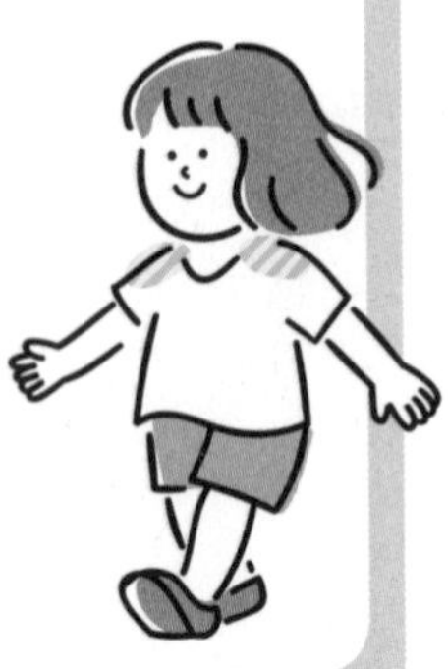

肩部溫暖之後

停頓一下，吐氣，放掉力氣，瞬間放下肩膀。

放鬆容易僵硬痠痛的肩膀肌肉

①聳肩　　②放鬆

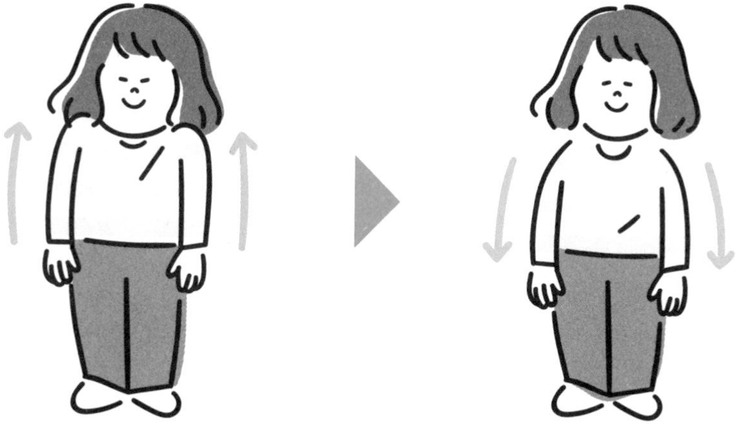

背部挺直，站立。雙肩向上聳。

停頓一下，吐氣，放掉力氣，瞬間放下肩膀。

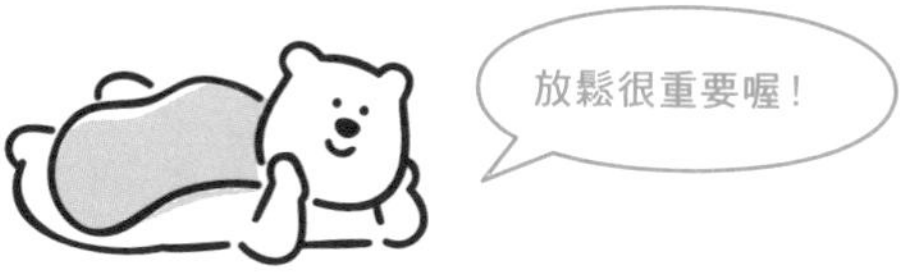

擁有溫度感應功能的肩膀是祛寒要點

人體感覺冷或熱的溫度感應部位，位於頸部到肩胛骨與上手臂的肩膀周圍。因此，要預防與消除冰冷，首先應該溫熱的點是頸．肩．上手臂。反之，覺得熱時要露出的也是這三個部位。

為了不讓肩膀受寒與保暖，除了使用衣服與圍巾等從外部防護外，製造熱能同樣重要。作法很簡單，只要一上一下動動肩膀。不需要道具與場地，在辦公室或電車內只要覺得冷，立刻就能進行。

活動肩膀＝活動上半身的大塊肌肉，能產出大量熱能，上半身好溫暖。將雙肩瞬間用力向上聳，再吐氣放掉全部力氣，身體放鬆，心情也舒暢。鬆開久坐辦公室而緊繃的肌肉，肩膀僵硬痠痛也會改善。

溫熱部位

❻

鍛鍊大腿，製造熱能溫暖全身

● 大腿擁有身體最大塊的肌肉。

● 肌肉訓練是有效的暖身方法。

大腿
溫暖之後

熱能製造力上升。
也有瘦身效果。

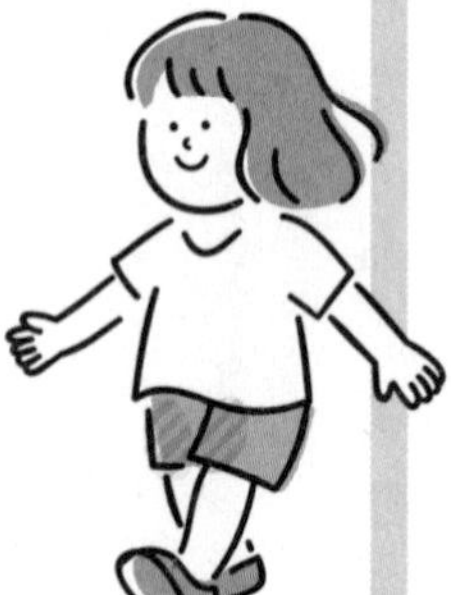

有效溫熱大腿

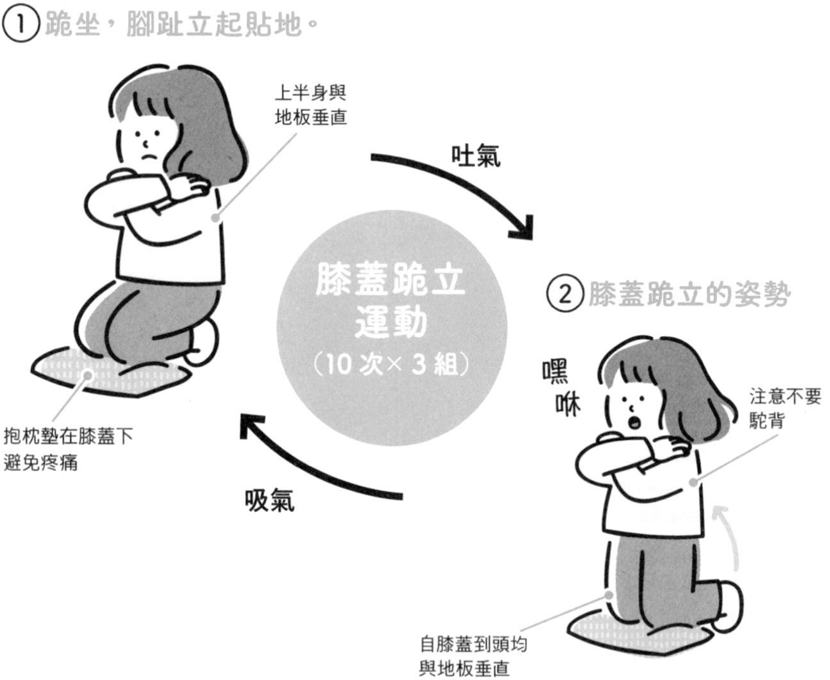
①跪坐，腳趾立起貼地。
上半身與
地板垂直
抱枕墊在膝蓋下
避免疼痛
吐氣
膝蓋跪立
運動
（10次×3組）
吸氣
②膝蓋跪立的姿勢
嘿
咻
注意不要
駝背
自膝蓋到頭均
與地板垂直

大腿的肌肉是全身最大塊的

本書一開始說過，身體畏寒發冷的原因之一是熱能不足。熱能是肝臟等器官將攝取自食物的營養轉化成能量製成的，一日生活所需的全身熱量約六成產自肌肉。

人體最大塊的肌肉就在大腿，所以好好活動大腿，對消除畏寒有幫助。只不過，原本沒運動習慣的人，突然嘗試激烈運動容易有挫折感。運動最重要的是持之以恆，就從簡單，對身體少負擔的膝蓋跪立運動開始吧！

增加肌肉量能提升基礎代謝量，安靜時所消耗的卡路里也會增加，有益瘦身。在車站或辦公室等場所，上樓盡量爬樓梯也有效。另外，蛋白質是肌肉的重要原料，建議充分攝取。

溫熱部位 ❼

消除小腿肚冰冷，打造一雙美腿

- 像幫浦一樣將下半身的血液送回心臟。
- 冰冷與運動不足會降低幫浦的功能。
- 幫浦功能低下造成水腫與畏寒。

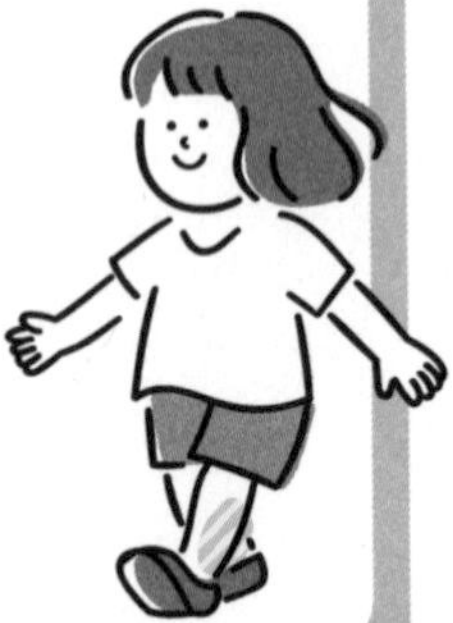

小腿肚溫暖之後

消除水腫，預防高血壓與腦中風等血管疾病。

按摩小腿肚排毒

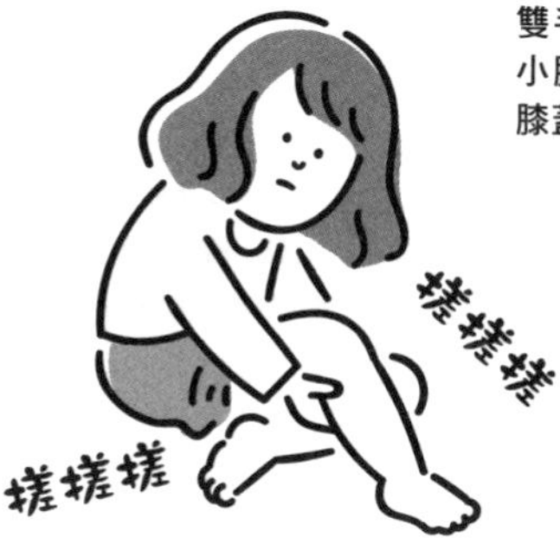
搓搓搓
搓搓搓

雙手抹上精油，包覆小腿肚從腳踝按揉到膝蓋放鬆。

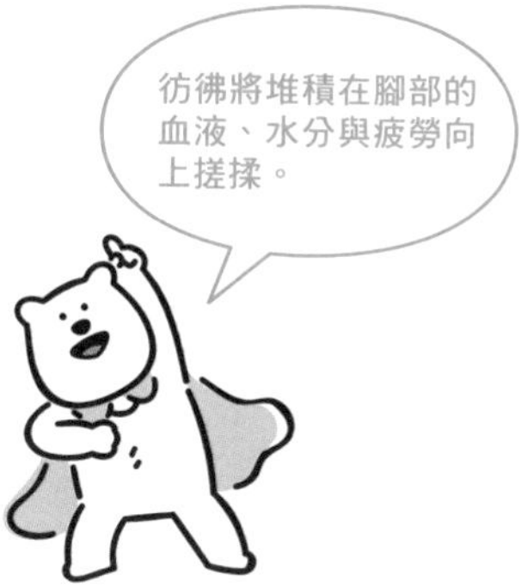
彷彿將堆積在腳部的血液、水分與疲勞向上搓揉。

注意按摩這裡！

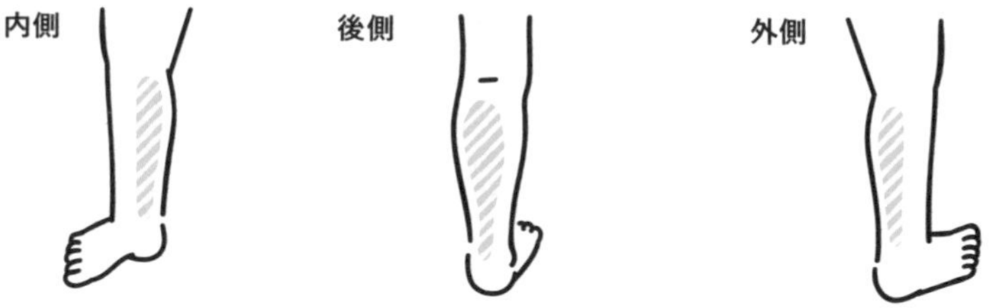
內側
後側
外側

按摩小腿肚 向冰冷與水腫說掰掰

血液從心臟經由動脈運抵全身，再通過靜脈送回內臟。然而人類是以雙腿直立行走，因為重力關係，血液容易堆積於下半身。

心臟雖然將血液送達全身，但需要抗拒地心引力、將血液送回心臟的力量並不強。於是借助小腿肚把下半身的血液送回心臟，小腿肚因此有「第二心臟」之稱。

若小腿肚冰冷，像幫浦一樣將血液打回心臟的功能就會降低，導致血液堆積下半身無法運行全身，加深冰冷，腳部出現水腫。

精油按摩可以有效消除小腿肚冰冷與水腫。雙手抹上精油，一開始先溫和按揉。並不是按得愈用力效果就愈好，約為「舒服痛感」的力道。

溫熱部位 8

溫暖腳踝，告別畏寒與經痛

● 因為肌肉與脂肪都少，容易冰冷。

● 靠近皮膚有動脈，冰冷容易傳至全身。

● 有著改善血流，對女性特有症狀有效的穴位。

腳踝 溫暖之後

減輕經痛等女性特有困擾。

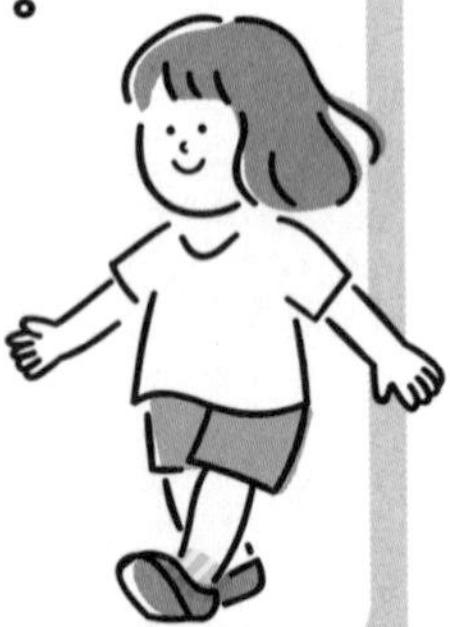

以吹風機達到溫灸效果！

POINT

●吹風機切換至「弱」的模式

請選擇溫風，即最弱模式，溫和地溫熱腳踝。

●吹風機距離腳踝 10cm 以上

即使是最弱模式，太過靠近仍有燙傷之虞。

●吹 1 分鐘即停止

就算覺得「好溫暖，真舒服」，也要吹1分鐘就停下來。持續久吹會有危險。

●也可隔著衣服吹

若擔心肌膚乾燥，隔著衣服或襪子吹風也OK。

! 小心燙傷！

覺得「好熱」就停止。皮膚受傷或有其他狀況也不要進行。為預防燙傷，務必親自拿吹風機吹，不要由他人代勞。

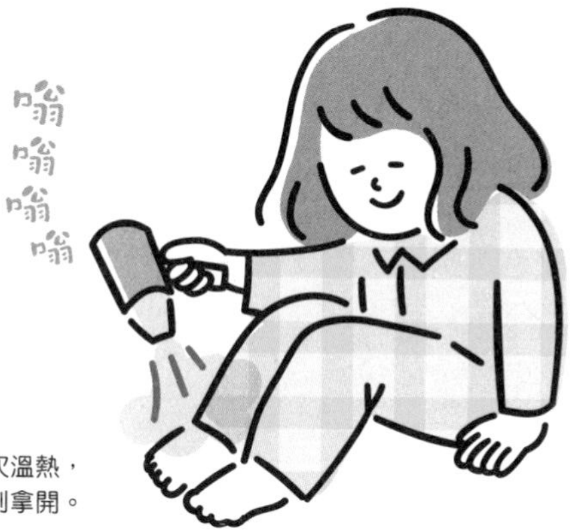

慢慢且分次溫熱，
覺得燙立刻拿開。

從平常就溫熱腳踝防畏寒

為畏寒症所苦的患者之中，有人明確指出「我的腳踝冰冷得受不了」。

那是當然的。腳踝周圍，不論是製造熱能的肌肉或保溫的脂肪都很少。加上靠近腳踝的表面有動脈通過，又有重要穴位，所以腳踝一變冷，就會瞬間冷到腳尖！

可穿上長度可包覆腳踝的襪子（無鬆緊帶緊束的款式）或暖腿套等，時時用心守護腳踝不受寒。

也推薦以吹風機的溫風溫熱腳踝。簡單以溫風吹腳，就能得到與溫灸一樣的效果。

此外，泡腳、按壓腳踝周圍穴位、轉動或按摩腳踝，都能促進血液循環。腳踝還有改善血流，對經痛等女性特有疾病有效的穴位。

溫熱部位

9

腳尖暖烘烘，睡眠品質佳

- 離心臟遠，血液循環易變差。
- 腳尖冰冷會無法熟睡。
- 聚集了可改善全身血流的穴位。

腳尖
溫暖之後

容易入睡，一夜好眠。

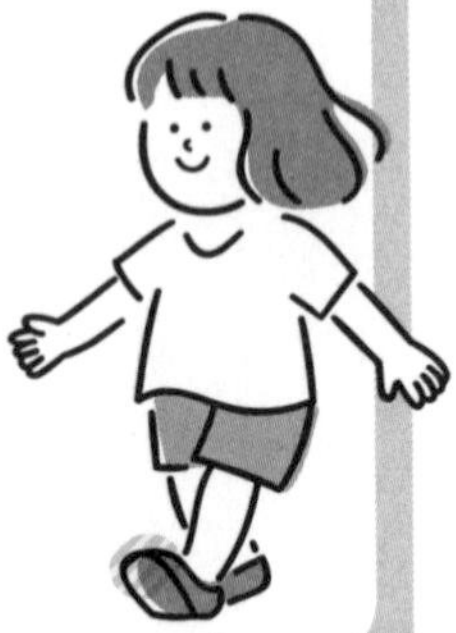

一邊仔細洗腳一邊按壓穴位

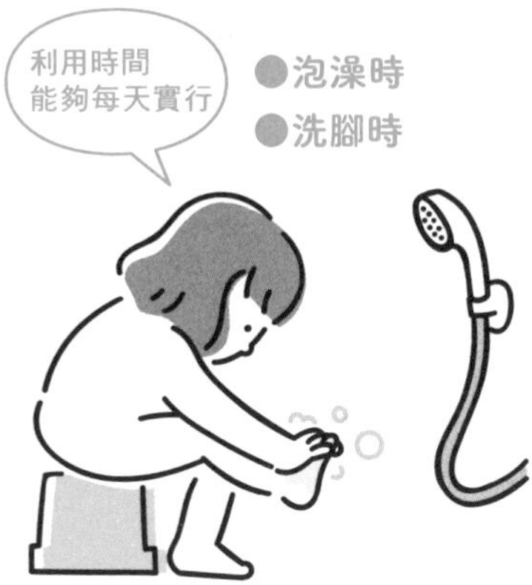
利用時間
能夠每天實行
●泡澡時
●洗腳時

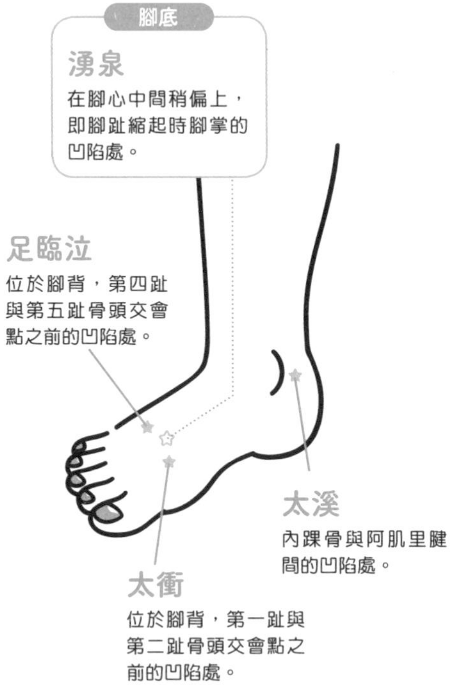
腳底
湧泉
在腳心中間稍偏上，
即腳趾縮起時腳掌的
凹陷處。
足臨泣
位於腳背，第四趾
與第五趾骨頭交會
點之前的凹陷處。
太溪
內踝骨與阿肌里腱
間的凹陷處。
太衝
位於腳背，第一趾與
第二趾骨頭交會點之
前的凹陷處。

按壓腳尖到腳踝的穴位
改善冰冷與浮腫

足部有許多重要穴位，適度刺激可強化全身血液循環。

足部聚集了提升血液循環的穴位

「即使穿上襪子，腳尖還是冷冰冰」，這樣的情形為末梢畏寒症。遠離心臟的腳尖，容易血行不順，也許大家也有過這樣的經驗。

腳尖冰冷對睡眠有不良影響，包括「難以入睡」、「無法熟睡」等。睡眠品質不良，疲勞就無法恢復，注意力難以集中，造成績效低落，且不利美容保養。

刺激足部穴位是改善腳尖血流的好方法。**足部聚集了對改善全身血液循環有效的穴位**，記下位置，從腳背、腳底按摩至腳踝，暢通血液及淋巴流動，緩解浮腫。

腳趾甲周圍也有促進血運行的穴位。試著以大拇指與食指捏住腳趾甲根部，嘎吱嘎吱地緊緊搓揉刺激。

溫熱部位 ⑩

按摩手指，溫熱兼預防乾燥

- 因遠離心臟，容易冰冷。
- 不只手指，最好從手腕開始溫熱。

手指 溫暖之後

肩頸僵硬痠痛減輕。

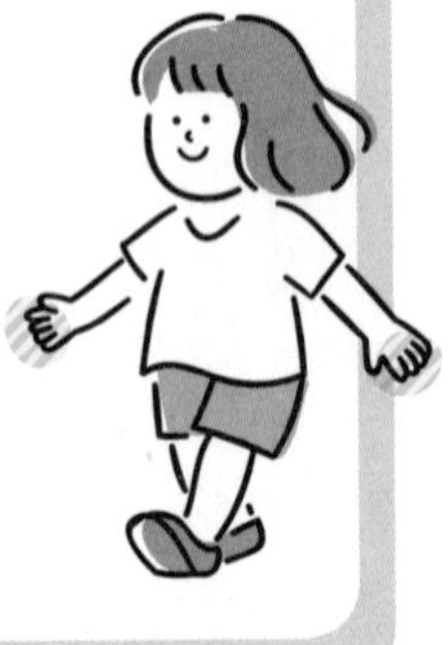

能一併預防乾燥的手部按摩

建議搭配維他命 E 按摩

挑選含維他命E的乳液，因為維他命E有促進血液運行的作用。大約取食指第一節大小的乳液開始按摩。

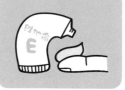

①

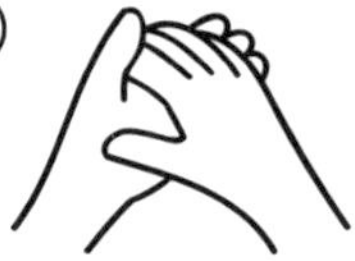

雙手的手掌交疊，充分搓熱。

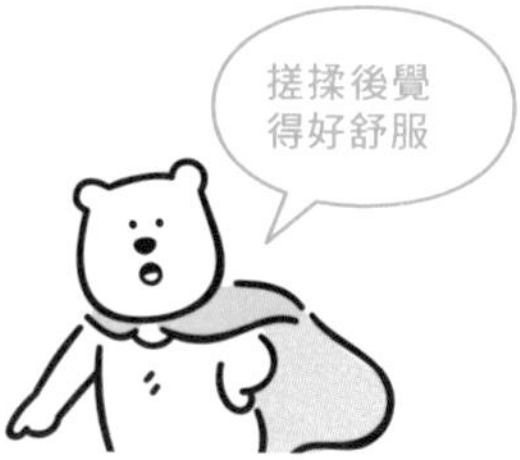

②

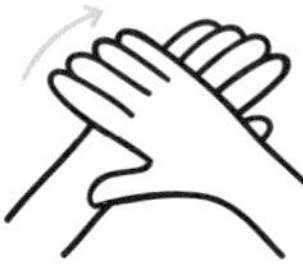

輪流在手背上滑動，均勻塗抹。

③

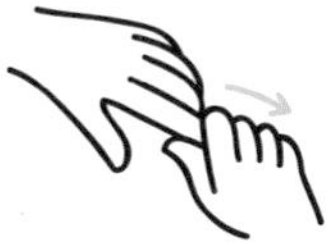

握住手指，一根根向外拉。

④

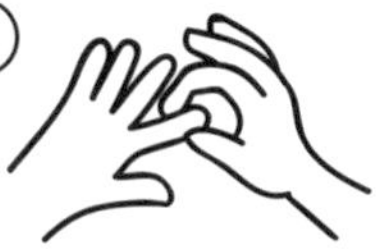

關節的皺褶與指甲四周也要仔細按摩。

⑤

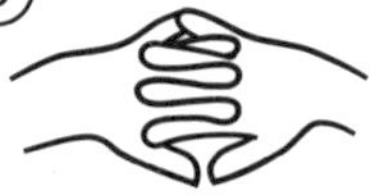

雙手手指交叉，按揉指間。

⑥

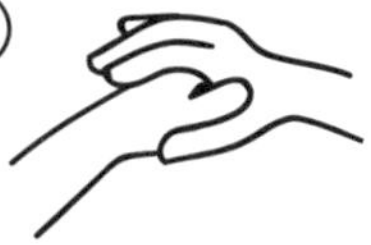

最後再刺激容易僵硬的大拇指與食指之間。

出外戴手套，別忘了腹部也要保暖

手指和足部一樣遠離心臟，都是容易冰冷的部位。要擺脫畏寒，重要的是在感覺「好冷」、「受寒了！」之前就採取對策。因此出門前先戴上手套是最基本的。

至於手套的款式，連指手套內有空氣堆積，會比五指手套更保暖，不過五指手套比較好活動，依個人喜好挑選即可。以預防畏寒來說，手腕就和脖子與腳踝一樣是溫熱重點，所以手套最好能一併包覆手腕。

即使是腳尖與手指等末梢冰冷，還是要先溫熱腹部來活絡全身血流，同時刺激冰冷的部位，這樣就會收到效果，也可改善肩頸僵硬痠痛。

就用簡單的手部按摩來溫熱手指。搭配乳液、乳霜或精油等，可一併作好預防乾燥的保養。

要打造不畏寒的身體，就不能少了深度睡眠

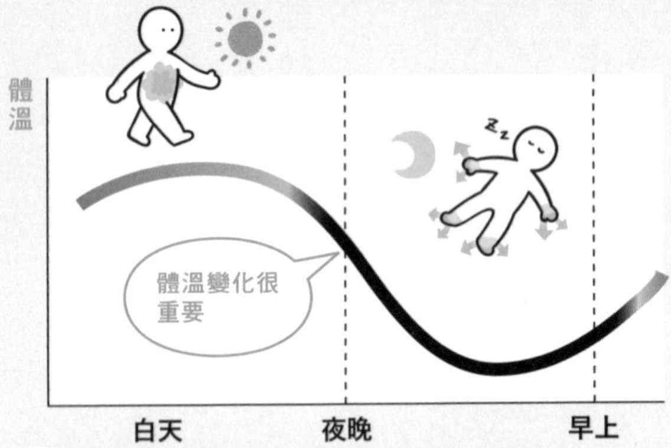

交感神經居優勢就無法擁有優質睡眠

要擺脫畏寒，優質睡眠至關重要。

身體健康的人，主要是白天活動時製造熱能，夜晚休息時散熱，降低中心體溫。如此一來，身心都休息，能夠熟睡。

如果因為工作等因素，直到晚上仍持續處於興奮狀態，交感神經就會占上風，手腳等末梢血管收縮，使得熱能無法釋出，充分散熱，變得難以入睡。

另外，身體畏寒時同樣會由交感神經居優勢，結果原本應該是副交感神經占上風的放鬆模式夜晚，出現「處於興奮模式睡不著」、「不能好好休息，夜裡醒來好幾次」等問題。

以入浴方式與寢具幫助入睡

能夠順利散熱，幫助睡眠的方法是「睡前約1小時洗澡」（參見52頁），將體溫升高。

「冷到睡不著」時可善用熱水袋。睡前先將熱水袋放在被子內約等於肩膀周圍（溫度感應區）的位置，睡時再把熱水袋移至腳邊，腳暖了就能熟睡。若是睡地鋪，就多鋪一條墊被，或在被子下加條毛巾等，想辦法防止從底下開始發冷。

營造「放鬆」、「溫暖」的環境酣然入睡

1　挑選寬鬆不緊繃，觸感舒適的睡衣

繃緊身體、妨礙翻身的設計或多層穿法都NG。睡覺時會出汗，約1至2杯的量，睡衣最好是吸濕性、放濕性與觸感佳的材質。

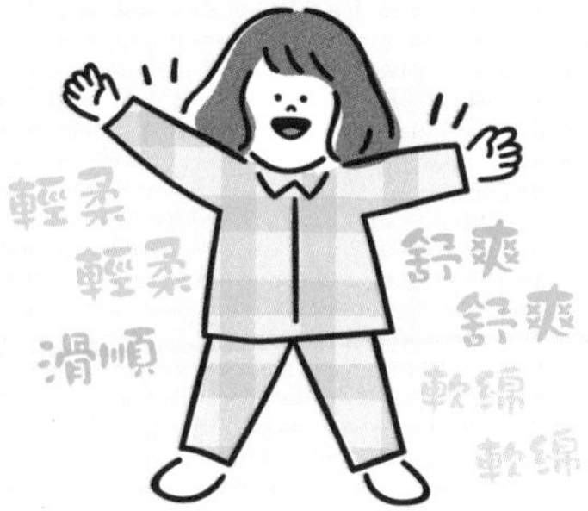

2　被褥也要講究

睡覺時會一直接觸到被單與枕頭套，比照睡衣，也要挑選吸濕性、放濕性與觸感佳的材質。被子選擇透氣性佳的並勤於晾曬。

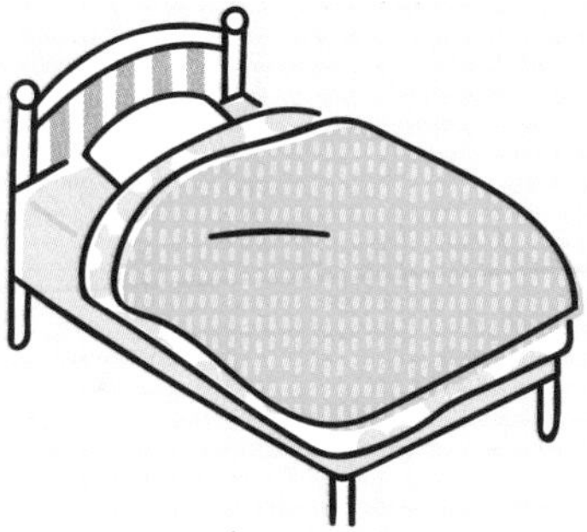

3　以熱水袋暖被，消除惱人的冰冷

熟睡中體溫會下降。此時若持續用電毯保暖，反而會導致身體疲勞。建議使用在睡著前保暖，之後溫度自然下滑的熱水袋。

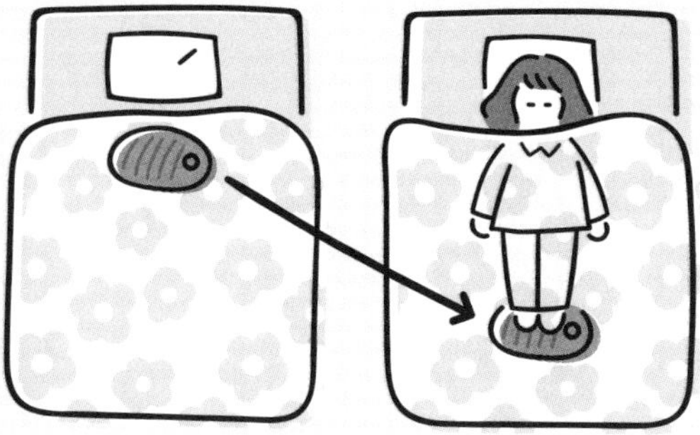

電毯與暖氣定時

使用空調或電毯時，不可一直放著不管。定時，於睡眠中關掉。

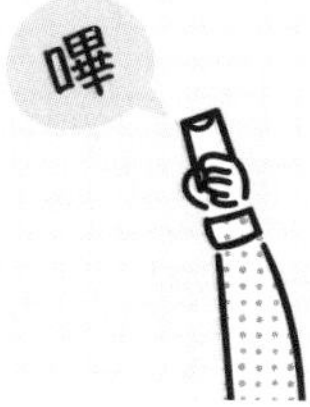

第3章

讓體溫再上升1℃的新習慣

想方設法作好保暖工作，不讓身體受寒，
同時改善成能夠製造熱能的體質，
對消除畏寒而言是很重要的。
只要體溫上升1℃，血流就會立刻提升！
肌膚與秀髮展現光澤，
體質也變得易瘦而不易發胖。

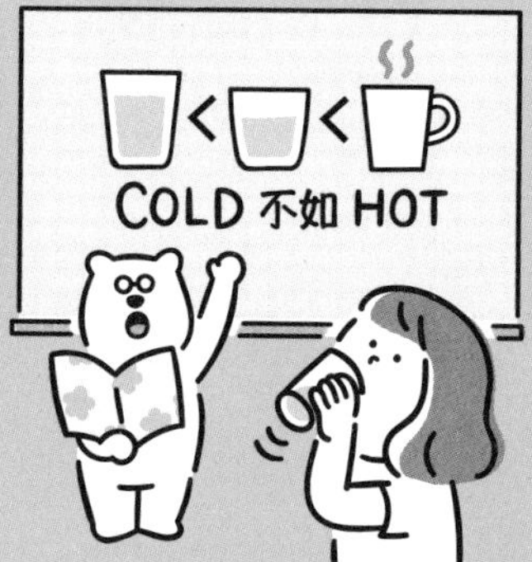

以體溫36．5℃為目標

- 中心體溫維持在37℃以活化體內化學反應。
- 體表溫度稍低於中心體溫，以溫度計測量為36．5℃。
- 中心體溫35℃以下為低溫症。

意識到體溫35℃是危險信號

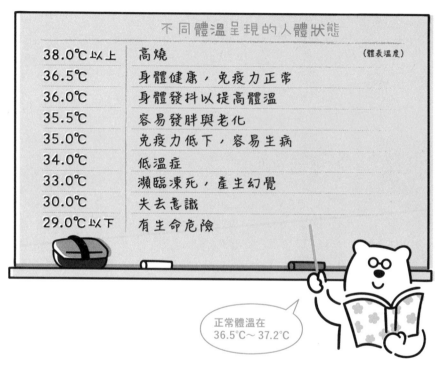

不同體溫呈現的人體狀態

（體表溫度）

38.0℃以上	高燒
36.5℃	身體健康，免疫力正常
36.0℃	身體發抖以提高體溫
35.5℃	容易發胖與老化
35.0℃	免疫力低下，容易生病
34.0℃	低溫症
33.0℃	瀕臨凍死，產生幻覺
30.0℃	失去意識
29.0℃以下	有生命危險

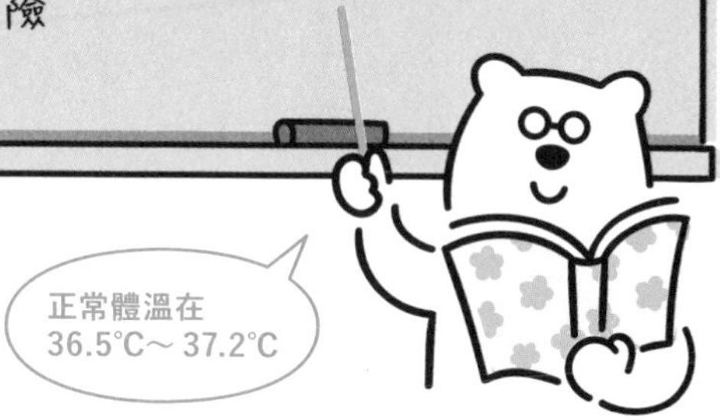

中心體溫維持在37℃很重要！

所謂代謝是將消化吸收食物所取得的營養，以及儲存於體內的營養，轉換成能量與維持生命所需的物質。

舉凡呼吸、血液循環、排泄，以及維持體溫等，所有維持生命的必要活動都是代謝＝化學反應，而37℃是最適合這些化學反應的溫度。人類的血液循環良好，只要中心體溫維持37℃，就可於細胞與各組織內，運用充足的氧氣與營養順利進行代謝。

另一方面，中心體溫在35℃以下的狀態稱為低溫症。就像在下雪的山上遇難，會出現全身發抖、意識模糊等症狀，萬一體溫再往下降，生命即難以維持。所以低體溫是很危險的。

平常以溫度計測得的是體表溫度，因為會稍低於中心體溫，所以將體表溫度的目標設定為36.5℃左右，而非37℃。

早晨下床前先量體溫

- 養成早上醒來先在床上量體溫的習慣。
- 將體溫計置於舌下測量。
- 記錄數值，有助於了解月經週期與易受孕期等身體節奏。

基礎體溫是測量口中溫度

❶ 測量時保持平靜

早上醒來下床前，先以枕頭旁的體溫計量體溫。每天於相同時間測量，能取得正確記錄。

❷ 將體溫計放入口中測量

測量時將體溫計置於舌下，以舌頭壓住。測量時以鼻子呼吸，不要打開嘴巴。

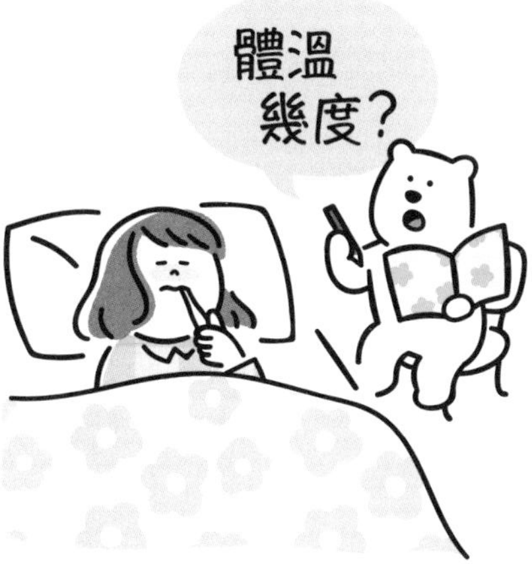

體溫
幾度？

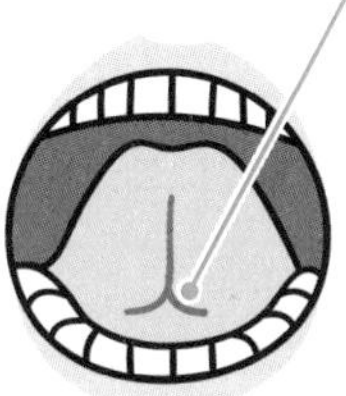

這裡！
舌頭下方有舌繫帶（舌筋），將體溫計前端置於舌繫帶的根部旁。

POINT

- 身體不要動
- 以手扶住體溫計
- 記錄下來

妳知道自己的正常體溫嗎？

「除了身體不舒服的時候，平常沒在量體溫」、「完全不清楚自己的正常體溫」，很多人是這樣吧？那就來量一下，看看自己的體溫是幾度。

避開飯後、洗完澡及運動後量體溫。為了掌握身體節奏，女性朋友最好養成測量基礎體溫的習慣。基礎體溫是指平靜狀態時的體溫，早晨一醒來，就在床上趁著活動身體前先量體溫。

從排卵到月經開始是「高溫期」，月經到下一次排卵是「低溫期」，兩者相差約0.3至0.5℃。持續測量並記錄，可據此得知下次月經何時來、什麼時候容易受孕，以及有沒有排卵等。

正常體溫維持在35℃，低溫期與高溫期體溫差距不大的人，尤其應該好好落實接下來要介紹的提高體溫新習慣。

1℃ UP!!

周末小斷食讓身體重開機

- 讓平日辛勤工作的胃腸在周末休息一下。
- 只需對調早晚兩餐，逆轉飲食平衡即可。
- 調節腸道環境，提升代謝。

體質重開機的周末小斷食作法

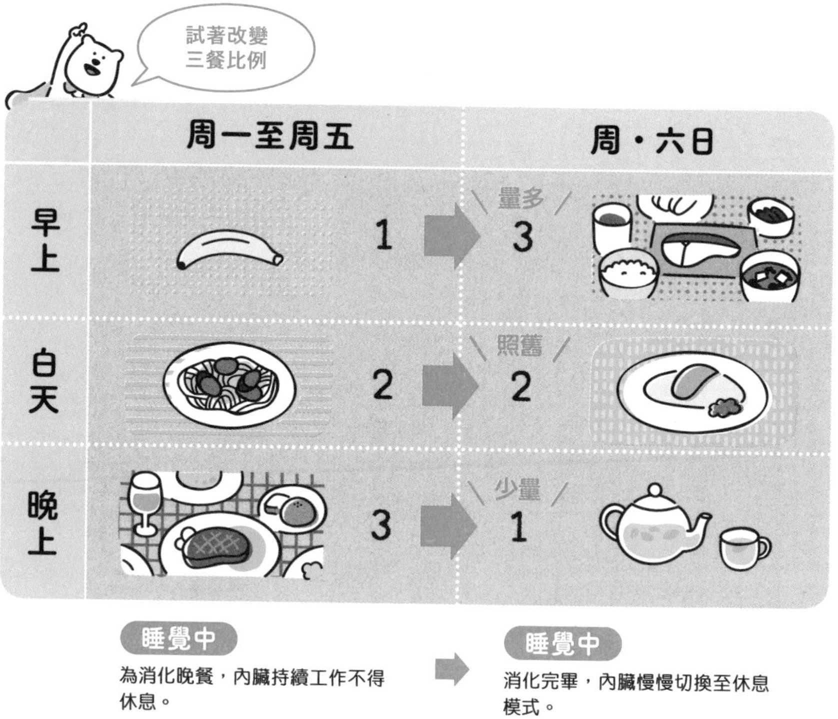
試著改變三餐比例
周一至周五
周・六日
早上
1
量多
3
白天
2
照舊
2
晚上
3
少量
1
睡覺中
為消化晚餐，內臟持續工作不得休息。
睡覺中
消化完畢，內臟慢慢切換至休息模式。

晚餐吃得少，睡覺時胃腸也能跟著休息

有不少人早餐吃得少或不吃，然後以晚餐為主吧。要是晚餐拖到很晚才吃而且吃很多，胃腸就被迫在身體應該休息的睡眠時間仍繼續工作。話雖如此，因為人際往來或工作之需，用餐習慣也很難說改就改。

為了讓胃腸好好休息，建議在周末進行小斷食。只要逆轉平日均衡的飲食，就能調節腸道環境，提升代謝。

周末早一點起床，吃頓有份量的早餐，或到喜歡的咖啡館享受晨間時光。午餐如常，吃自己愛吃的。晚餐則以香草茶等簡單解決。內臟因為在睡覺時充分得到休息，睡眠品質也會跟著提升。早上覺得肚子餓，自然會想吃早餐。這是打造不易畏寒及易瘦體質的最佳飲食法。

1℃ UP!!

挑選可「全食」的當令食材

- 生長於土地的當令食材，飽含在地人們所需要的營養與能量。
- 每個部位都食用，能夠充分攝取各種營養。
- 當令食材大多比較便宜，節省荷包。

四季的當令食材

春

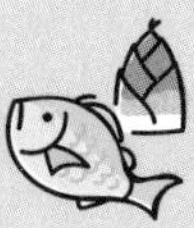

蔬菜：竹筍、高麗菜、油菜、蜂斗菜莖部、芹菜
魚貝類：鯛魚、螢魷、海帶芽、蛤蜊、鰹魚
水果：草莓、甘夏柑
等等

夏

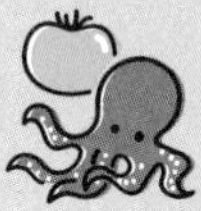

蔬菜：番茄、茄子、玉蜀黍、毛豆、青椒、秋葵
魚貝類：章魚、鰻魚、香魚、竹筴魚、蜆、海鰻
水果：香瓜、桃子、葡萄
等等

秋

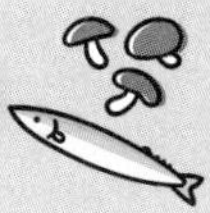

蔬菜：香菇、舞菇、番薯、芋頭
魚貝類：秋刀魚、鯖魚、 魚、梭子魚、鮭魚
水果： 柿子、栗子、梨
等等

冬

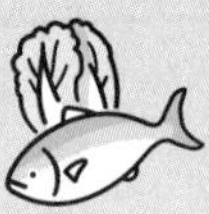

蔬菜：大白菜、蘿蔔、洋蔥、蓮藕、蕪菁、紅蘿蔔、波菜
魚貝類：鰤魚、鱈魚、蝦、螃蟹、鮟鱇魚、日本公魚
水果：蜜柑、奇異果、蘋果
等等

完整食用的秘訣

肉

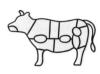

要整隻或整頭都吃有困難，除了肉，可食用肝、內臟等各種部位。

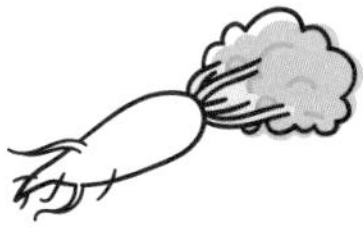

蔬菜

無農藥栽培的蔬菜可連皮與葉子一起吃。切小塊炒熟，方便食用。

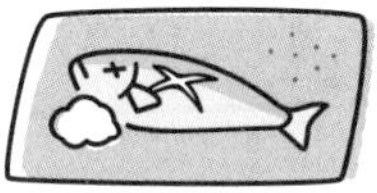

魚貝類

可整條食用的小魚，例如皮與尾巴都方便吃下的竹筴魚與沙丁魚乾等。

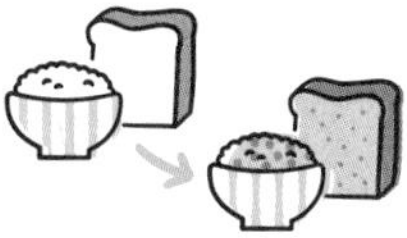

主食

以糙米取代白米，以全麥麵粉取代一般麵粉等等，選擇包含外皮的穀物。

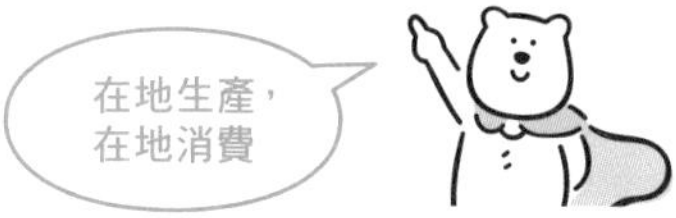

用心挑選製造熱能原料的「食材」

我們的身體是由吃進口中的東西所打造的。因為在消化、吸收與代謝食物時會產生熱能，所以飲食必需營養均衡。

漢方中「身土不二」與「一物全體」的觀點值得珍惜。身土不二意指「人與自然無法切割，因此食用在地的當令食物有益健康」，一物全體則是「食物是有生命的，因此要以珍惜之心完整食用，充分攝取營養」，也無需大費周章學習什麼食材包含了什麼營養。

正因為這樣，如果遵守這兩個觀念，用心選擇當令食材並完整食用，身體就能有效吸收食材所含的許多營養與能量，獲得整合身心健康的力量。

1℃ UP!!

養成吃早餐的習慣

- 能讓身體完全甦醒。
- 上半天的績效會提高。
- 吃不下早餐的人，可從喝 1 杯溫水作起。
- 攝取含蛋白質的熱食，補充肌肉的原料。

打開喚醒身體的開關

適合食用的蛋白質熱食

納豆拌飯

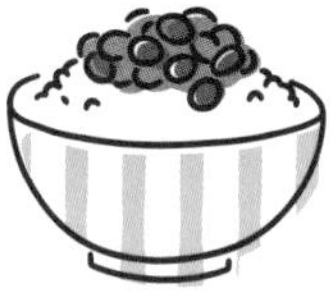

不是單吃納豆，而是拌著熱熱的米飯一起吃。

水煮蛋

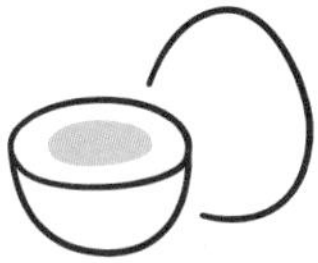

若早上煮太麻煩，可前一天煮好備用。

豆腐味噌湯

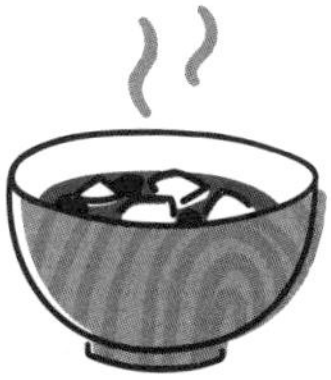

胃口不好時喝個熱湯也OK。

如果沒食欲，可以喝一杯熱開水

早上吃不下的人也不必勉強，起床後只喝杯熱開水也OK。

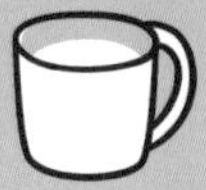

起士吐司

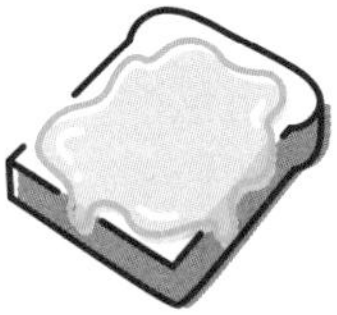

土司鋪上起士烘烤就能輕鬆攝取蛋白質。

熱牛奶

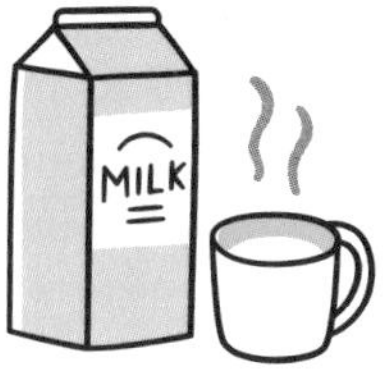

取代咖啡與果汁。

從體內暖起，身體與大腦切換至活動模式

為了拉高早晨的低體溫，一定要吃早餐。早餐的任務是讓身體與頭腦確實清醒，將能量送達全身。

略過早餐不吃，腦部將無法獲得足夠的能量。有的人「上午都提不起勁」、「工作效率很差」，原因可能就是沒吃早餐。

「話雖如此，但早上什麼都吃不下」，已經習慣不吃早餐生活的人，請從喝一杯熱開水作起。由體內溫熱冰冰涼涼的身體，啟動胃腸的熱能製造開關。

早上起床立刻喝一杯熱開水，就能幫助胃腸蠕動，促進食欲、消除便秘。習慣喝熱開水後，慢慢就吃得下早餐了。

蛋白質是製造肌肉的原料，如果在早餐中加入含蛋白質的熱食，身體會變得更暖和。

1℃ UP!!

四季都能享用的鍋料理

- 吃溫熱食物，直接將熱能導入身體。
- 鍋料理可均衡攝取各種營養。
- 添加有溫熱作用的辛香料與醬汁，推升效果。

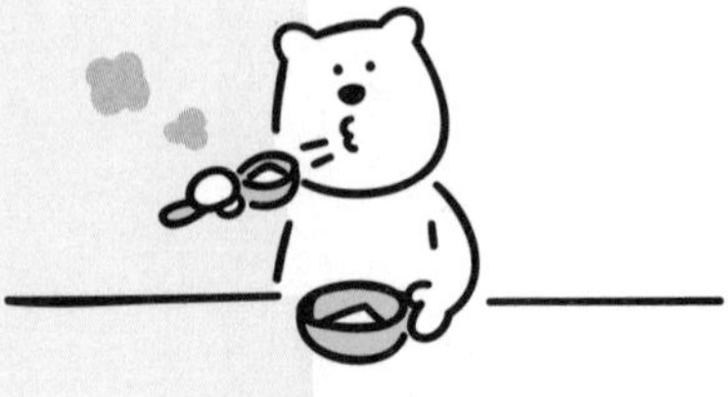

建議食用的春夏秋冬鍋料理

春鍋
蛤蜊
水芹菜
高麗菜
油菜
生海帶芽
夏鍋
玉黍蜀
番茄
生菜
茄子
蠶豆
秋鍋
鮭魚
香菇
舞菇
松茸
青江菜
冬鍋
大白菜
蕪菁
鱈魚
胡蘿蔔
蔥

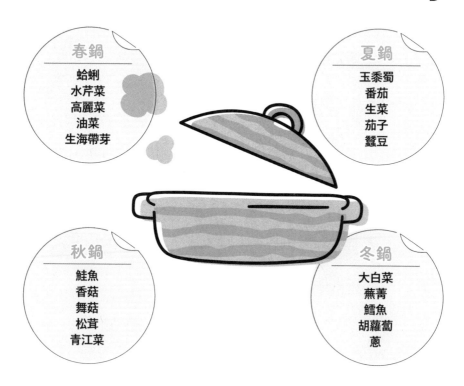

到處都有冷氣！夏天更要吃鍋料理

放進材料加熱，簡單就能快速上桌的鍋料理，是公私兩忙的女性最佳幫手。就算不擅長作菜也不會失敗，且能熱熱食用豐富的蔬菜、肉與魚貝類等，用來消除畏寒再適合不過了。如果只在冬天食用就太可惜了！請使用當季食材，享用四季的應時鍋料理。

尤其要積極食用的是夏鍋。夏季的當令食材一般認為容易讓身體變寒，加熱後其作用就會減弱。電車、巴士、辦公室、超市、百貨公司及購物中心等，一到夏天到處都是冷氣，冷颼颼的。務必選擇熱食或熱飲，從體內暖起，提升代謝。

加了薑、蔥、大蒜、山椒、辣椒與豆瓣醬等辛香料的佐料或醬料，可進一步提高溫熱身體的效果。

1℃ UP!!

選擇常溫飲品

- 冷飲會讓身體從內側冷起來。
- 選擇熱或常溫的飲品。
- 工作結束後的「先來杯啤酒吧」有放鬆效果，是ＯＫ的。

去除內臟寒氣的飲用方式

裝入保溫瓶隨身攜帶的溫熱排毒水

在熱開水中加入喜愛的辛香料，自製熱飲。裝進保溫瓶，隨時都能飲用。可以一邊試味道一邊調整香料用量。

推薦辛香料

生薑片

1杯的水放進一片帶皮的生薑片即可。生薑的辛辣成分有助於擴張血管，暢通血流。搭配小茴香也很適合。

肉桂

有肉桂棒最好，若是肉桂粉，1杯水加1/4小匙的量。除了促進血流，甘香滋味也有放鬆效果。

黑胡椒

若為粉末狀，1杯水適用1/2小匙的量。不僅促進血流，還能調整胃腸功能，緩解疼痛。

小茴香

1杯水加3至5小撮的小茴香粉，提升代謝、幫助消化，很適合胃腸弱的人。

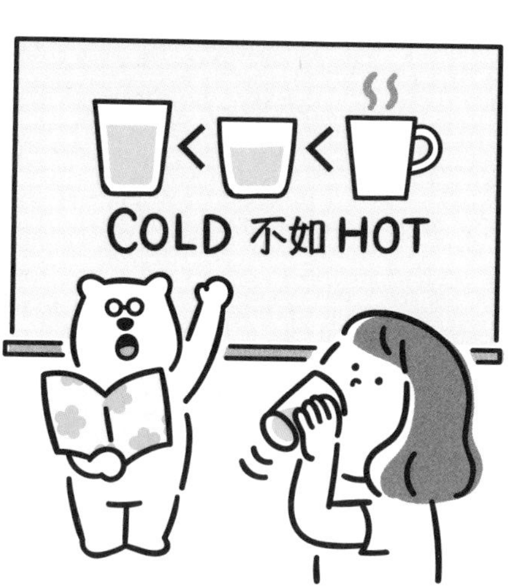

POINT

- 選擇常溫以上的飲品。
- 要求店家飲料去冰。
- 將冷飲或冰塊含在口中，等溫度上升再吞下。

常溫的紅酒與日本酒比冰啤酒更合適

冰涼飲品會直接使胃腸變冷，使最需要保暖的身體中心失去熱能。在冷氣房內喝冷飲，身體內外都冷，容易形成畏寒體質。夏天常出現倦怠感的人，可能是冷飲導致內臟功能變差所致。就從喝的東西開始改變，選擇常溫或熱飲。

若想藉飲品暖身，推薦葛湯，黏稠、保溫性高，且含有漢方感冒藥葛根湯的成分。自己製作飲料，平時即隨身攜帶也很好。

冰啤酒也會讓身體變冷，若要喝酒，最好選常溫的紅酒或日本酒。只是，對有些人來說冰啤酒是最好的療癒，雖然冰涼卻能達到放鬆效果，有助於提升血液循環。若是只喝開場的第1杯、不一口氣乾掉也OK！

1℃ UP!!

放鬆緊繃的大腿與小腿肚

● 無運動習慣的人也容易上手的伸展操。

● 伸展操可以放鬆肌肉，暢通血流。

● 僵硬與疼痛減輕，一夜好眠。

消除僵硬的伸展操

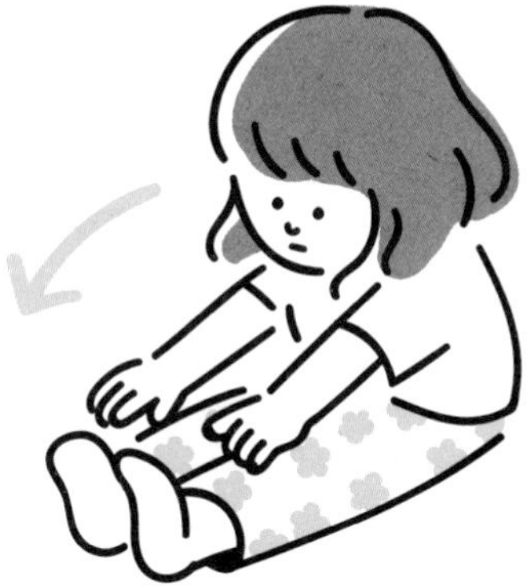

作法

① 上身前彎
雙腿伸直坐在地板上，上半身慢慢向前倒，好像要碰觸腳尖。

② 伸展
頭與背不要彎曲，從大腿至小腿肚整個伸展。

③ 維持10秒不動
不要憋氣，姿勢保持10秒不動。一天約做10次。

伸展操的基礎知識

在身體暖和時進行
適合在洗完澡身體暖和且肌肉放鬆時，或是輕度運動後進行。

不要勉強伸展
切忌勉強。並不是愈用力伸展效果愈好，覺得舒服的程度即可。

反覆「伸展」與「放鬆」
慢慢做，不要憋氣，反覆伸展與放鬆肌肉，透過這樣的刺激增強血流。

大塊肌肉一放鬆，全身就容易暖起來

運動能產生大量熱能。可是突然要沒有運動習慣的人開始運動，結果可能很難持續。所以在此推薦的是簡易可行的伸展操。

伸展操可以讓僵硬的肌肉放鬆、柔軟，提升血流。不僅擺脫畏寒，肩頸肩硬、腰痛與水腫等也得以改善。也因為身體的柔軟度提升了，比較不會受傷。還有容易放鬆、睡眠品質變好等，伸展操的好處多到數不完。

腳部是容易血流不暢，引發冰冷與浮腫的部位，應該勤做伸展操加以放鬆。擁有大塊肌肉的大腿與小腿肚變得柔軟，就能有效改善全身血液循環。

為避免伸展時產生疼痛，最好在洗完澡完等身體溫熱時進行。

1℃ UP!!

試著展開輕度的肌肉訓練

- 肌肉量增加，代謝也會提升。
- 鍛鍊腹肌可讓身體溫暖，有元氣。
- 鍛鍊腹肌能導正不良姿勢。
- 可消除便秘與腹部「游泳圈」。

防止腰痛的腹肌鍛練法

❶ 躺下

雙腳屈膝，仰躺於地板上

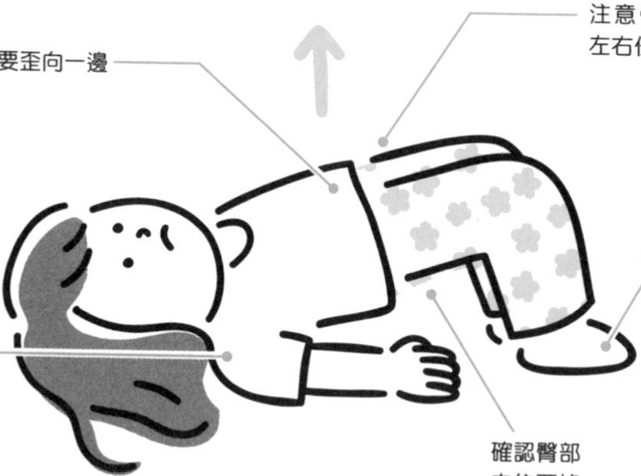
注意腰部不要歪向一邊
注意骨盆也勿傾斜至左右任一邊
雙腳打開與肩同寬
肩膀貼地
確認臀部未往下掉

❷ 向上抬起

吐氣 2 秒將背部抬起騰空。

❸ 維持 3 秒不動

維持❷的姿勢 3 秒。
接著吸氣，慢慢回到❶的姿勢。重複❶至❸的步驟 10 次。

鍛鍊大肌肉有很好的溫熱效果

鍛鍊肌肉，一來增加肌肉量，提升基礎代謝；二來活動身體使血液循環變好，這樣的雙層效果有助於擺脫畏寒。肌力若不好，會出現駝背等不良姿勢，可能對內臟造成負面影響。

如果目的在擺脫畏寒，就鍛練包覆溫熱點的腹部肌肉。活動腹肌和背肌等大塊肌肉能製造許多熱能。但方法不對可能導致腰痛，所以要採取不造成腰部負擔的有效鍛鍊方式。

除了提高代謝外，鍛鍊腹肌的效果還包括軀幹堅挺，姿勢端正，內臟位置穩定，功能改善等。對於緩解畏寒症女性諸多困擾與便秘也有效。告別便秘，肌膚變漂亮，腹部「游泳圈」消失，還能打造小蠻腰，在外觀上也是好處多多。

1℃ UP!!

在家就能做的有氧運動

- 有氧運動會促進新陳代謝，提高體溫。
- 通勤時走路或爬樓梯也可。
- 登階運動在家就能簡單做。

登階運動

腳步順序

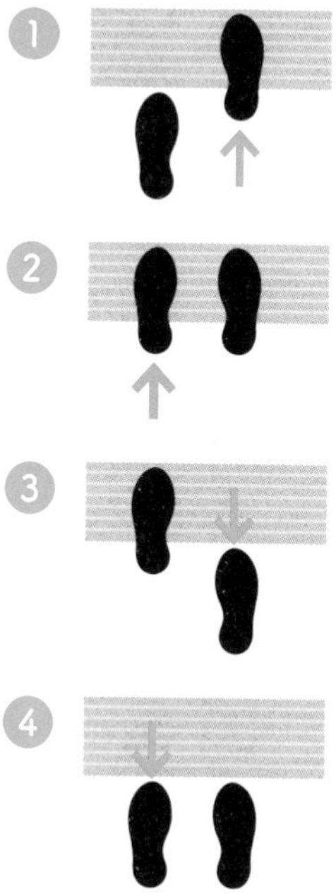
1
2
3
4

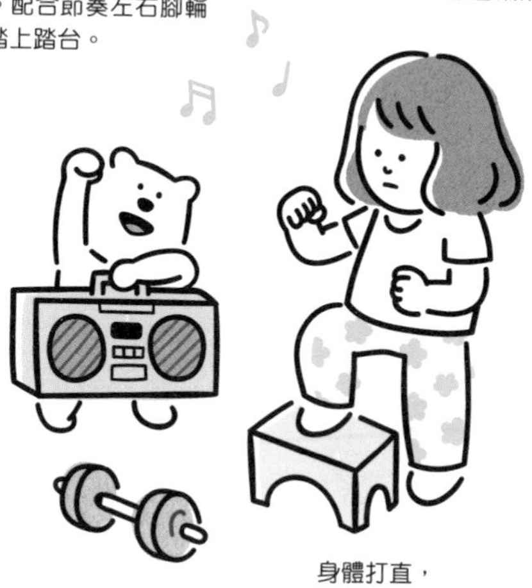
可以一邊聽音樂一邊做。配合節奏左右腳輪流踏上踏台。
持續20分鐘
就會漸漸出汗。
身體打直，
以會微微喘的速度進行。

**只需配合節拍
在踏台上上下下即可**

使用到下半身大肌肉的登階運動

運動可增強血流，將氧氣、營養與熱量送達身體各處。運動分成無氧運動與有氧運動，前者如肌肉訓練與短跑等，後者如慢跑與有氧健身操。任一種對擺脫畏寒都有很大的效果（關於無氧運動＝肌肉訓練，請參閱109頁）。

有氧運動會促進血流與新陳代謝，提高體溫。簡單易行的有氧運動代表是走路。試著提早一站下車，沿公車路線行走也是不易半途而廢的方法。如果覺得「穿高跟鞋沒辦法這樣走」、「在公共場合滿身汗很不好意思」，可選擇在家就能做的登階運動來提升代謝。

因為會用到大腿、小腿肚與腹肌等大肌肉，在改善下半身浮腫與強化血流之外，亦有助於消除全身冰冷。搭配喜愛的音樂節拍，做起來更起勁！

1℃ UP!!

舒適的泡澡

● 38至40℃的溫水是安心、安全又能放鬆的溫度。

● 半身浴是以下半身為中心，徐徐溫熱。

● 全身浴則能短時間內提升全身血流與代謝。

有效的泡澡方式

溫度　夏：38～40℃　冬：40～42℃

半身浴

泡到心窩的位置，以下半身為中心，慢慢暖身。不易發暈，可泡久一點。

泡澡時間：約 20 分鐘

全身浴

水深及肩，全身承受適度水壓，提升代謝。顧慮對心臟造成負擔的人避免全身浴。

泡澡時間：約 20 分鐘

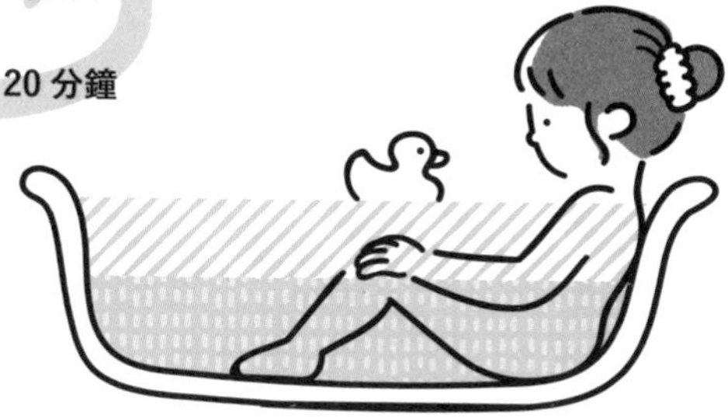

推薦碳酸入浴劑

比起單純的溫水，建議添加觸感溫潤、放鬆效果佳的入浴劑，特別是碳酸入浴劑。碳酸可促進血流，加強暖身效果。

＼泡澡厲害的地方在這裡／

浮力　減輕肌肉與關節的負荷並放鬆。

水壓　雙腳等因水壓作用而產生按摩效果。

溫度　熱從身體表面擴散，改善血流，溫暖全身。

每天泡澡暖身又放鬆

沐浴是確實且最強的畏寒消除法。有些人覺得「太熱了，受不了」，可能問題出在水溫不對。一般常誤以為泡澡＝浸泡熱水，其實約40℃的溫水才是適切的溫度。

38至40℃的溫水是安心、安全又放鬆的溫度，可使手腳等全身血流暢通，徐徐暖至身體中心。

另一方面，當水溫達到42℃以上，身體會緊繃，末梢血管收縮，只有表面變熱流汗，無法長泡到身體中心也暖起來。

泡澡分為水高及心窩的半身浴，以及浸泡到肩膀的全身浴，要選哪一種基本上隨個人喜好，不過高齡者大都建議採取半身浴，以免對心臟造成負擔。加入幫助放鬆的芳香入浴劑、聽音樂，或是做伸展操消除僵硬也很不錯。

1℃ UP!!

沒時間泡澡，怎麼辦？

- 以蓮蓬頭沖洗褐色脂肪細胞所在的兩肩胛骨之間，提高體溫。
- 足浴有助於消除足部冰冷與水腫。
- 手浴有助於消除手指冰冷與肩膀僵硬。
- 足浴與手浴後記得進行保濕保養。

手浴・足浴・淋浴的活用法

忙到沒時間泡澡！

➡ 如果只淋浴不泡澡，就溫熱兩肩胛骨之間

沐浴前先以熱水將浴室變得暖和，接著由腳尖開始，以40至42℃的熱水沖洗，再漸漸上移到腹部，接著是沖淋有溫度感應功能的肩頸，冰冷感覺將瞬間消失。刺激身體唯一有褐色脂肪細胞的兩肩胛骨間，體溫也會上升。

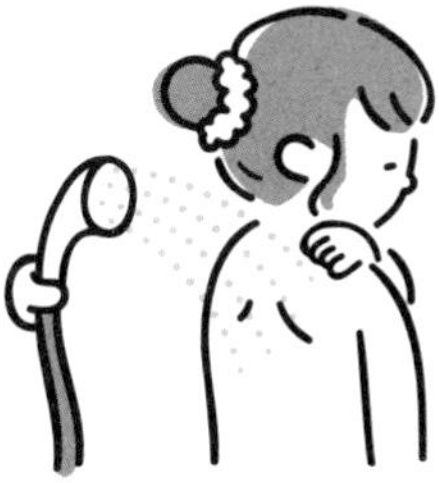

只為了取暖就要全身浴，好麻煩……

➡ 改泡足浴，從腳踝暖到小腿肚

準備一個大水盆或水桶，倒入40至42℃的熱水，泡腳約20至30分鐘。熱水一定要淹過血管密集的腳踝，若小腿肚也能泡到效果更好。水涼了再加熱水。

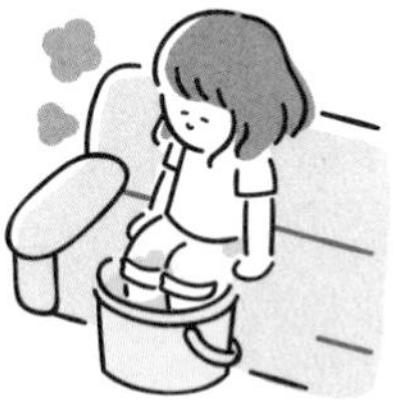

隨時隨地都能進行的溫浴

➡ 以手浴溫暖凍僵的手指並放鬆

水盆或洗臉槽注入40至42℃的熱水，雙手浸泡10分鐘。比照足浴，水涼了再加熱水。手腕也要泡在水中。

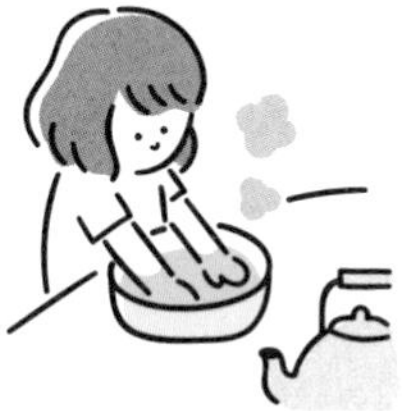

淋浴也能提高體溫

「回家太晚，沒時間悠哉泡澡」、「生理期，不想泡澡」，此時只淋浴也沒問題。

但是請十分小心，別讓身體受寒。打開熱水，以蓮蓬頭溫暖整間浴室。只要在卸妝與脫衣服時保暖，就算無法泡在澡缸內充分溫熱身體也不會覺得冷。

以蓮蓬頭沖淋肩、頸與上手臂等溫度感應部位，以及有褐色脂肪細胞的兩肩胛骨間，也能有效暖身。

另外也推薦足浴與手浴。足浴能緩解腳部水腫、腰冷與經痛。打電腦等手指冰冷時可做做手浴，肩膀僵硬也會隨之減輕。由於肌膚碰到熱水容易乾燥，在足浴或手浴後，記得要像沐浴一樣進行保濕保養。

1℃ UP!!

沐浴後按摩

- 按摩可強化血流與淋巴運行。
- 沐浴後的保濕保養時順道按摩，輕鬆又愉快。
- 按摩時由末梢往身體中心前進。

重點在按摩容易血流停滯的末梢

依喜好挑選身體護膚品

身體保濕凝露

質感清爽如水，容易推開，很適合按摩時使用，但滋潤度較低。

身體滋潤乳液

水分比乳霜多，容易推開，少量即足夠大面積使用。較不黏膩。

身體乳霜

油分多，保濕效果高。比起滋潤乳，乳霜更適合乾燥肌使用。

身體護理油

按摩使用，肌膚變得柔軟，保濕力和乳霜一樣很高。

身體滋養霜

成分以油分居多，覆蓋力強，較黏膩，適用嚴重乾燥的部位。

如撫摸般溫柔按摩

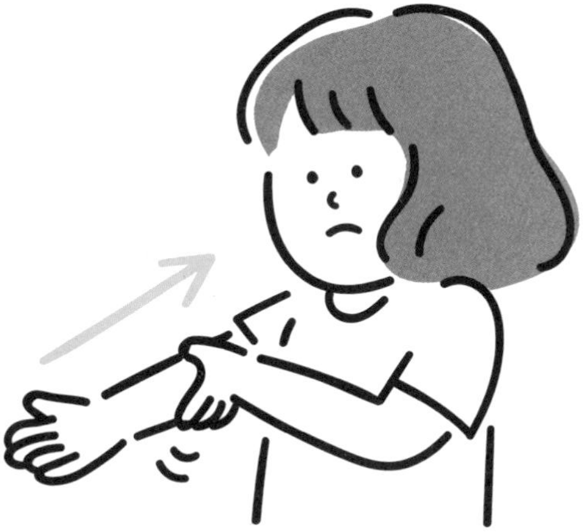

從趾尖到腳踝、從手指尖到手腕，溫柔按摩，消除肌肉．血管．淋巴管的疲勞與停滯。搭配沐浴後的保濕保養，可避免肌膚出現摩擦傷害。

副交感神經居優勢，經由放鬆效果提高體溫

按摩的效果不只是消除肌肉疲勞、疏通血管與淋巴管，將身體調整至容易溫熱的狀態，還會因為「舒服」而放鬆，使副交感神經占上風，為荷爾蒙與免疫的平衡帶來正面影響，幫助入睡。

按摩方式是由手腳的末端往身體中心溫柔撫按，使身體逐漸暖和起來。

沐浴完是按摩的好時機。由於浸泡熱水會使肌膚的保濕成分流失，事後必需進行保濕。按摩也等於一併完成全身的肌膚保養。

護膚產品琳琅滿目，包括身體保濕凝露、身體滋潤乳液、身體護理油及身體乳霜等，配合肌膚狀態尋求適合的產品，也可選擇有放鬆效果的芳香產品。

1°C UP!!

深呼吸是最簡單的祛寒法

- 副交感神經居優勢，血流暢通。
- 有許多氧氣進入體內，細胞有活力。
- 因為能放鬆，失眠與焦躁得以緩解。
- 嘆氣的效果與深呼吸相同。

深呼吸的方法

❶ 吐
首先將肺中的空氣慢慢吐掉。

❷ 吸
從鼻子吸飽空氣，腹部鼓起。

❸ 吐光氣
從嘴巴緩慢持久地將腹部的空氣吐掉。
重複❷至❸的動作10次。

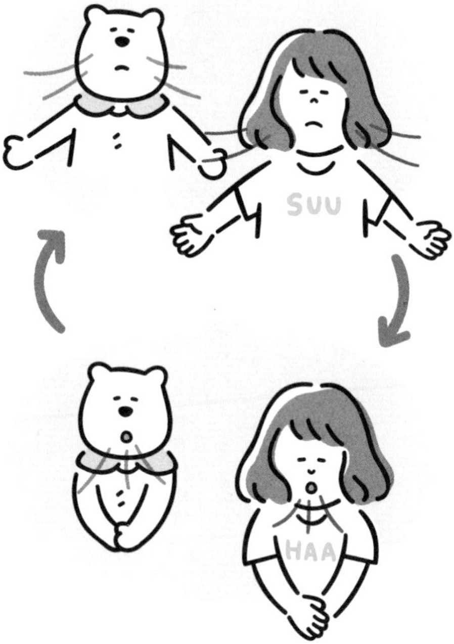

多多嘆氣

吐出一大口氣的嘆氣，也有類似深呼吸的效果。疲勞時之所以無意識的嘆氣，是身體為了讓交感神經占上風以求放鬆的自然反應。當感覺「現在好像是處於疲累模式」、「是畏寒吧」時，試著大口嘆氣。

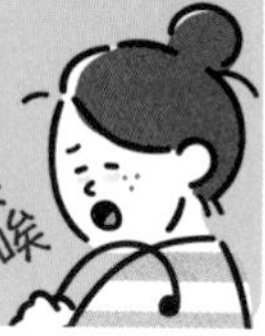

作法簡單好處又多

「緊張時就深呼吸」，這句話經常聽到，理由是透過深呼吸可以得到放鬆效果。

慢慢深呼吸，使休息模式的副交感神經占優勢，末梢血管擴張，血流順暢。結果因為肌肉不再緊繃，身心也能一併放鬆。若於臨睡前深呼吸，舒緩全身緊張，睡眠品質應該也會變好。

深呼吸的訣竅在於，首先慢慢吐氣，彷彿要將肺中的空氣全部吐出。空氣一旦吐光，自然就能深層吸氣，讓肺中填滿新鮮的氧氣。

不需要特殊工具，也不挑地點，隨時隨地都能進行，是深呼吸的優點。真的是利用空檔就能立刻進行的提升體溫好習慣，對消除焦躁不安也有幫助。

1℃ UP!!

品味日常小確幸

- 不要獨自煩惱，和他人商量，減輕壓力。
- 作真正喜歡的事，犒賞自己。

回想自由自在的童稚之心

畏寒症者多半抱持壓力

正義感強，嚴格對待自己與他人
➡自己能作的事，要求別人也要作到。不能如願就會焦躁不安。

完美主義
➡要求完美，對自己和他人都不寬貸。

冷靜分析作決斷
➡總是理性思考，累壞自己。

太在意周遭眼光，過分壓抑
➡看他人臉色，自我壓抑。

無法單純享受
➡無法像孩子般單純樂在其中。

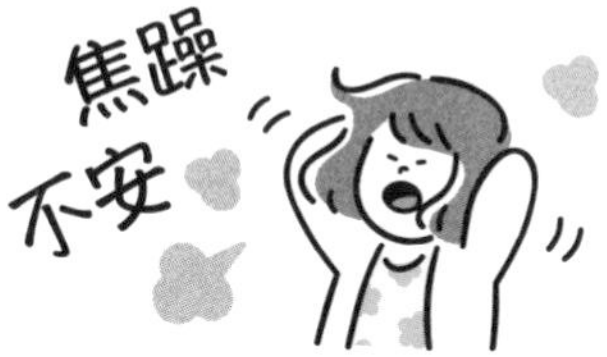

妳真正喜歡的是什麼？什麼事會令妳開心？現在想作什麼事？

「喜歡打扮！」
利用空檔逛街

「想看電影！」
試著請假，
利用平日去看

「想吃美食！」
訂購排隊美食

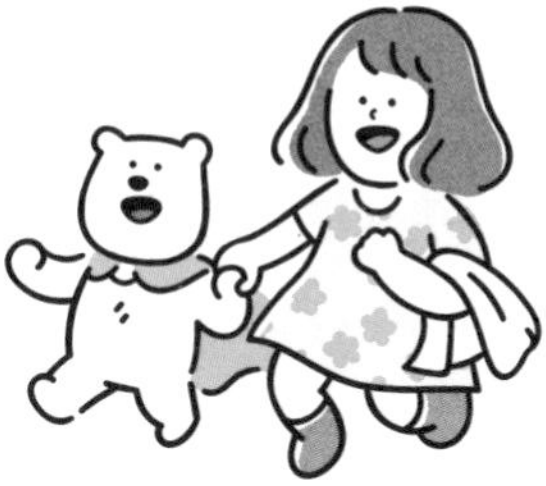

心有餘裕，血管也會變寬

壓力會使控制體溫的自律神經失衡。儘管如此，要讓壓力歸零也很難作到。無法靠一己之力解決的事，不妨找人聊聊，商量一下，盡可能減輕心理負荷。

但是不善於找人商量的人，或是對別人感到煩躁的心情、容易讓自己疲累的想法，也無法輕易改變，不如試著找出自我舒壓的管道吧！

舉例來說，如果喜歡打扮，可偶爾將工作暫告一段落去逛逛街；若熱愛美術或電影，就避開擁擠的假日，平日請假去參觀美術館或看看電影。愛好美食的人，試試平時不會購買的排隊美食。練習在日常生活中小小犒賞自己，讓心情愉悅。當心中有餘裕，血管會擴張，血流提升。心理與身體都健康。

畏寒的成因，因人而異嗎？

了解自己為什麼會畏寒

在14至15頁中說明畏寒的原因在於「身體無法順利製造熱能」、「血液循環不良，導致熱能無法送抵全身」。而造成這些原因的機制，依個人體質與生活型態而異。首先來了解一下自己畏寒的理由，以及畏寒類型。

畏寒可分為四大類，回答每道提問，四者中勾選最多的就是妳的畏寒類型。由於「製造熱能」與「血液循環良好」相互影響，因此書中介紹的袪寒法當然對任一類型都有效。

接著介紹各類型的特徵以及需要重點加強的對策。符合兩種類型以上的是混合型。請從各別對策中試試自己容易持續落實的方法。

C型

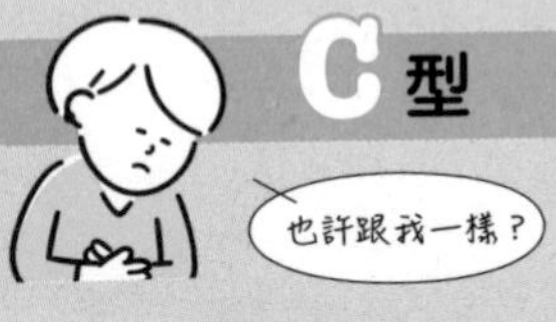

- ☐ 倦怠，早上爬不起來
- ☐ 容易累
- ☐ 胃腸弱
- ☐ 食量小
- ☐ 飯後想睡覺
- ☐ 容易感冒

符合的項目有 ☐ 個

打✔數最多 ➡ 參閱128頁

D型

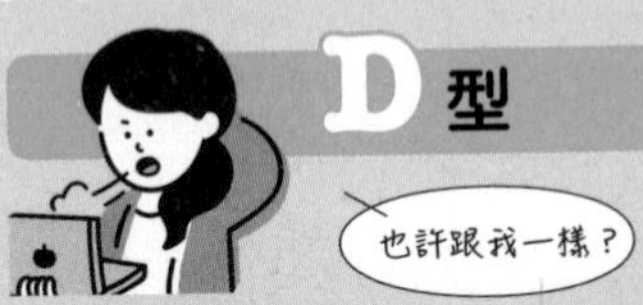

- ☐ 睡不好
- ☐ 不安，心情沉重
- ☐ 容易煩躁
- ☐ 喉嚨不舒服
- ☐ 肚子鼓起
- ☐ 易怒焦躁

符合的項目有 ☐ 個

打✔數最多 ➡ 參閱130頁

找出自己的畏寒類型

畏寒的形成原因，依個人體質與生活方式型態而異。以下有24道提問，請自我檢測，符合項目最多的就是妳的畏寒類型。

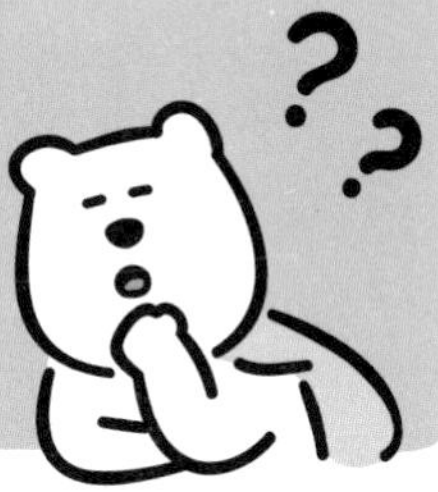

打✔項目最多的是？

A型

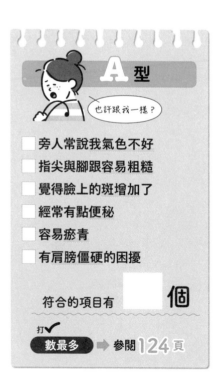

- ☐ 旁人常說我氣色不好
- ☐ 指尖與腳跟容易粗糙
- ☐ 覺得臉上的斑增加了
- ☐ 經常有點便秘
- ☐ 容易瘀青
- ☐ 有肩膀僵硬的困擾

符合的項目有 ☐ 個

打✔數最多 ➡ 參閱124頁

B型

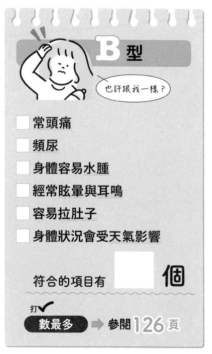

- ☐ 常頭痛
- ☐ 頻尿
- ☐ 身體容易水腫
- ☐ 經常眩暈與耳鳴
- ☐ 容易拉肚子
- ☐ 身體狀況會受天氣影響

符合的項目有 ☐ 個

打✔數最多 ➡ 參閱126頁

A 型打勾數最多

血液黏稠，熱能無法傳至全身而畏寒

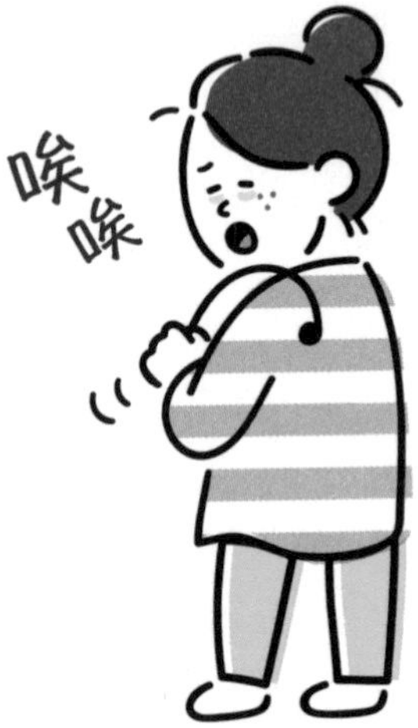

血液黏稠的冷子小姐

A型的妳，的確是血液流動出問題！肌肉與肝臟等部位製造的熱能是由血液送至全身。所以當血流不順時，身體各處都會熱能不足，感到畏寒。

有肩膀僵硬與頭痛等毛病，以及臉上有斑、黑眼圈等肌膚問題，也許是血液黏稠、運行遲滯造成的。長此以往，會有引發血管疾病之虞。請促進血流通暢，祛寒＆預防疾病。

Point

- 血液黏稠造成血流遲滯。
- 因為血液無法循環全身，熱能也無法順利傳送。
- 新陳代謝低下，出現肩膀僵硬與頭痛等毛病，還有長斑與黑眼圈的困擾。

加速血液循環

飲食 食用黃綠色蔬菜

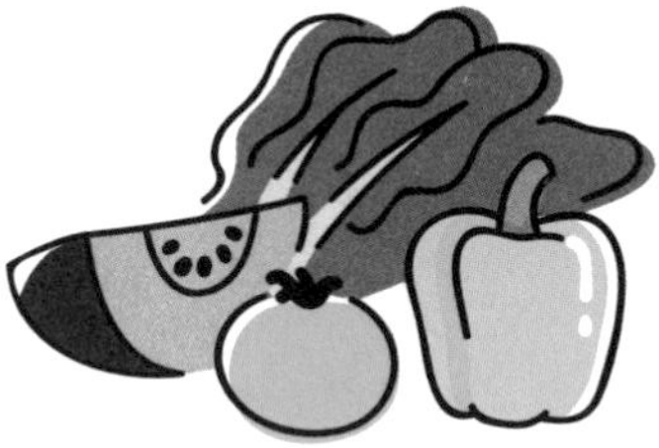

注意攝取有抗氧化作用的蔬菜。

睡前請這麼作
抖動手腳

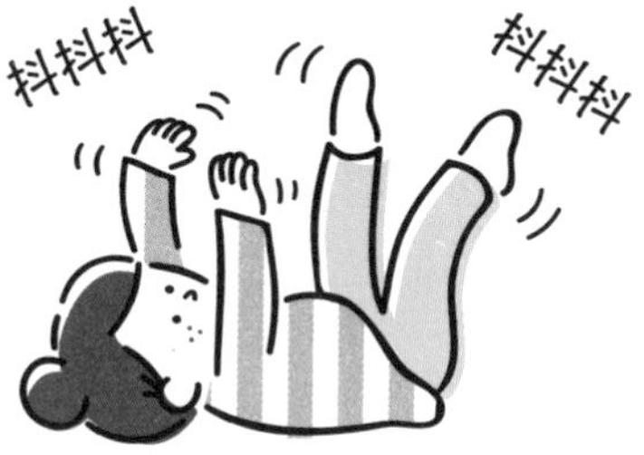

將滯留手腳的血液送回心臟。

寵愛身體的放鬆法
足底按摩

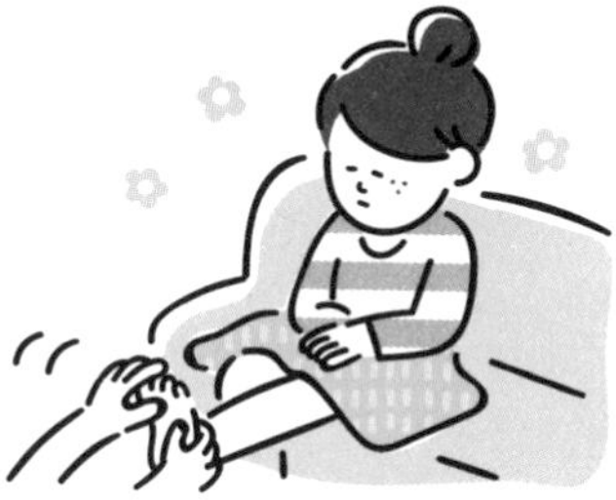

刺激足底，促進全身血流。

攝取抗氧化食物增進血液順暢

A型的妳最需要注意的是維持良好的血液循環。血液黏稠不暢的原因之一為血液氧化，所以宜攝取有抗氧化作用的食材。南瓜、紅蘿蔔、番茄等黃綠色蔬菜的天然色素有抗氧化作用，茄子、高麗菜、波菜與花椰菜等也很適合。溫熱效果高的生薑、大蒜，以及女性宜積極攝取的大豆異黃酮同樣有抗氧化作用。

一天結束時，黏糊糊的血液滯留於腳部，可在洗完澡及睡覺前，將手腳舉高抖動。手腳血行變好能夠帶動全身血液循環。也推薦刺激腳底改善血流的足底按摩，效果包括使血液與淋巴的流動轉佳、荷爾蒙取得平衡及放鬆，適合用來呵護身體。

B 型打勾數最多

水分淤積使身體畏寒

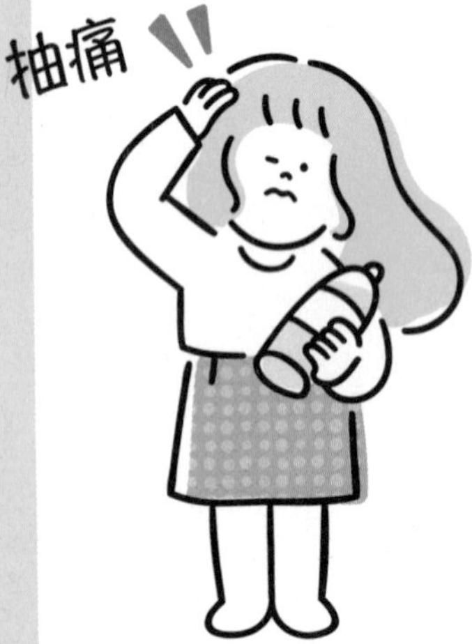

水腫的冷子小姐

身體容易水腫的B型。水分對身體至關重要，但量超過所需會淤積於某處，出現畏寒症狀。腋下、手掌及腳底容易部局部出汗的人，有可能是水腫型畏寒。

畏寒、水腫與頭痛等覺得不舒服的部位，是水分的淤積點。注意不要喝太多水，並將多餘的水分排出體外。

Point

- 水分若無法順利排出，會滯留於體內。
- 水分具有使身體變冷的性質。
- 水腫、頭痛、眩暈等，依水分淤積的點會出現不適症狀。

將水分排出體外

飲食 勿攝取過多鹽分

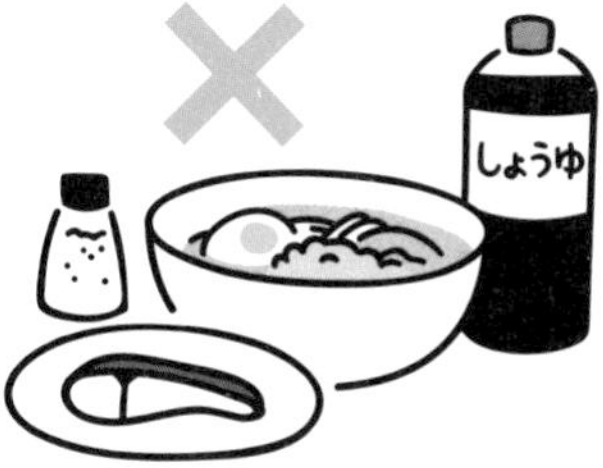

不要吃調味太重的食物。

睡前請這麼作

腳下墊個靠枕

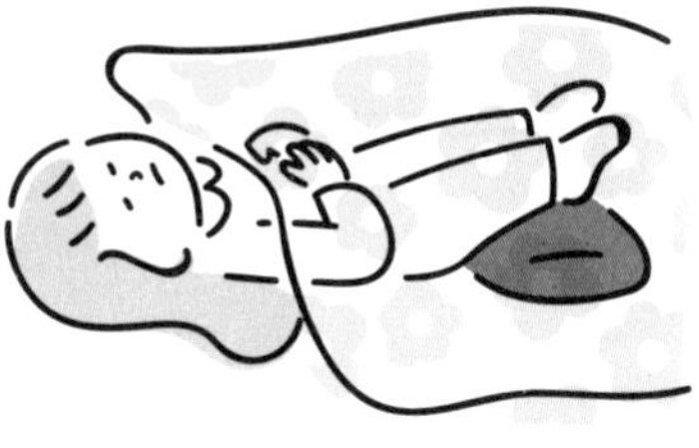

將腳抬高睡覺。毛巾捲起來墊著也OK。

寵愛身體的放鬆法

精油按摩

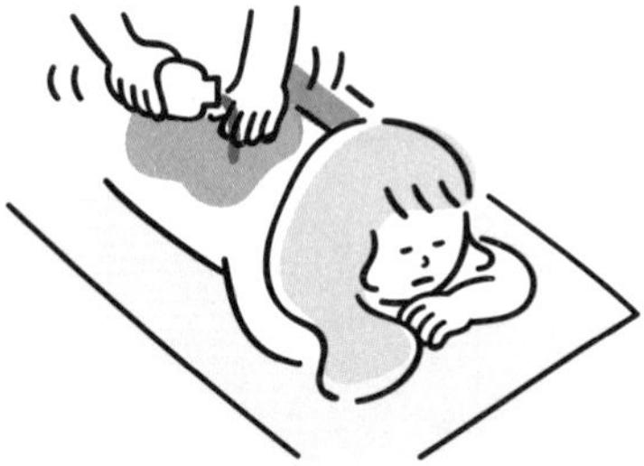

按摩全身，提升水分代謝。

以汗與尿排出多餘的水分

體內堆積多餘水分的B型者，消除畏寒的重點在藉由流汗或排尿促進水分代謝。

若攝取過多水分，會有增加水分堆積之虞，要注意。但是基於健康與美容，仍需適度補充水分。喝水時要小口小口地喝，不要大口灌下。此外，飲用洋甘菊與接骨木花等花草茶，以及薏芒茶等可幫助排水消水腫。飲食上則應避免調味過重，鹽分攝取過量會導致水分無法順利排出體外。

為了讓堆積於腳部的水分隔天早上順利以尿液排出，在看電視放鬆時，可以抱枕等將腳部墊高。

以精油按摩全身，也能將身體各處多餘的水分排出。

C 型打勾數最多

製造熱能的能力變差而畏寒

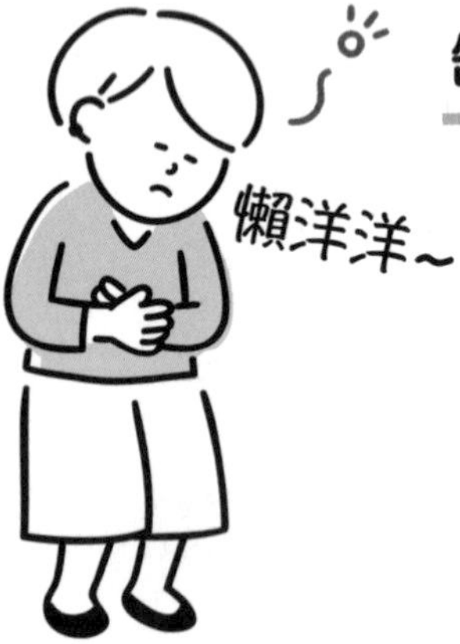

缺乏能量的冷子小姐

C型的畏寒問題出在維持身體溫暖的熱能不足。胃腸差、食量小、偏食、反覆節食而疏於飲食，無法好好吸收營養來製造熱能。另外，肌肉少，整體代謝也會動輒下降。

由於能量不足，出現容易疲累、臉色蒼白、體力差等特徵。

Point

- 體內缺乏製造熱能的原料。
- 肌肉少，代謝也會下降。
- 容易累、欠缺體力與氣力、氣色不佳。

顧好胃腸，注意多活動身體

飲食 推薦親子蓋飯

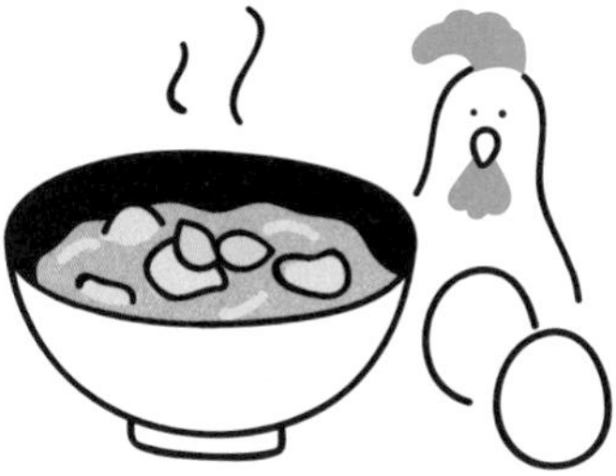

雞肉和蛋是易消化的蛋白質。

睡前請這麼作 開腿伸展

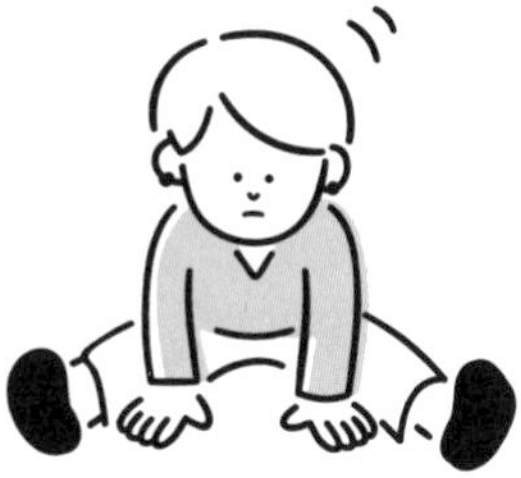

柔軟的肌肉可提升代謝。

寵愛身體的放鬆法 彼拉提斯

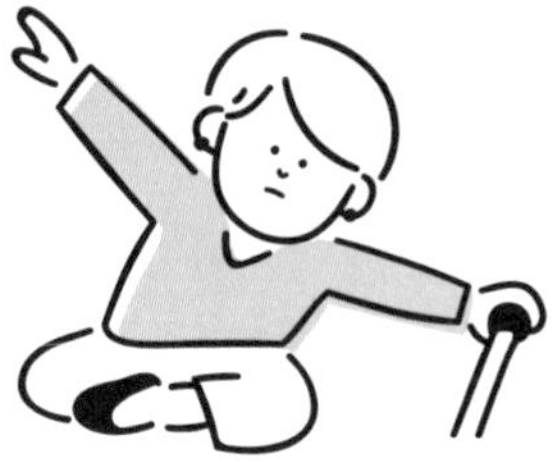

既放鬆又能增加肌肉量。

確實攝取溫熱好消化的食物

對於能量不足的C型者，能夠確實攝取營養（飲食），使身體得以製造熱能，正是消除畏寒的重點所在。就算要瘦身，一旦無法消除畏寒、提升代謝，脂肪就不易燃燒，而形成易胖體質。所以不讓身體畏寒才是優先。

飲食上選擇溫熱食物以避免胃腸發冷，特別是請積極攝取肌肉材料來源的蛋白質（蛋、豆腐、雞肉等）。推薦可同時滿足兩種需求的親子蓋飯，若再配上熱湯，例如味噌湯，效果更好。

肌肉量容易不足，則建議透過彼拉提斯運動加以補充，兼可鍛鍊易於鬆弛的骨盆底肌群。而要讓肌肉柔軟、提升代謝，伸展運動不失為好方法。不僅身體，心靈也一併獲得放鬆，所以養成睡前伸展的習慣，睡眠品質也會跟著變好。

D 型打勾數最多

壓力造成血管收縮，無法傳送熱能而畏寒

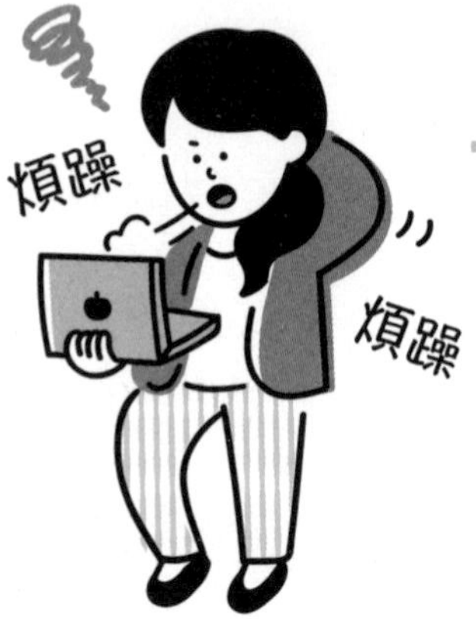

煩躁的冷子小姐

D型的畏寒來自壓力。當我們感覺到壓力時，交感神經會居優勢，使身體緊繃、血管收縮。血液在收縮變窄的血管中當然不易通行，導致循環變差，也無法運送熱能，身體漸漸冷了起來。

最近，D型的畏寒者顯著增加，容易累積壓力的人似乎變多了。若緊繃狀態持續，疲勞容易不斷累積。

Point

- 壓力導致身體處於緊繃狀態。
- 血管緊縮，血液循環不良。
- 因為不能放鬆，疲勞蓄積，無法熟睡。

找到自我舒壓＆放鬆方法

飲食 加入有香氣的蔬菜

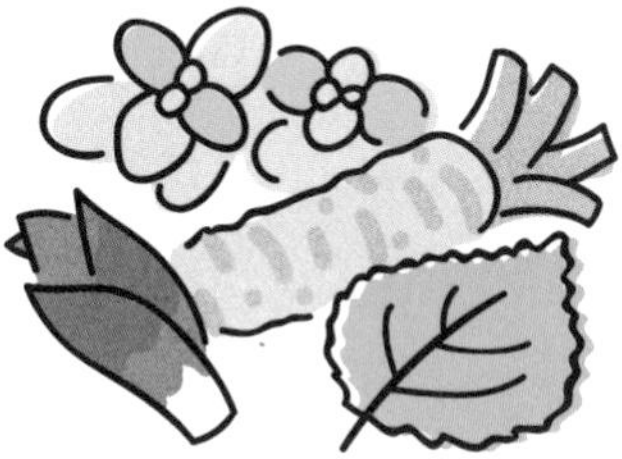

藉由蔬菜的清新香氣幫助放鬆。

睡前請這麼作 嘗試瞑想3分鐘

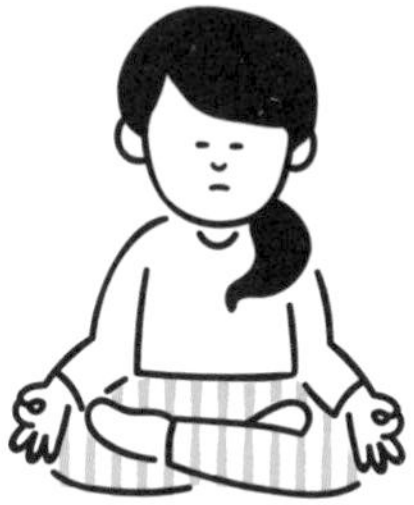

嘗試瞑想3分鐘。

寵愛身體的放鬆法 敷熱毛巾保養眼睛

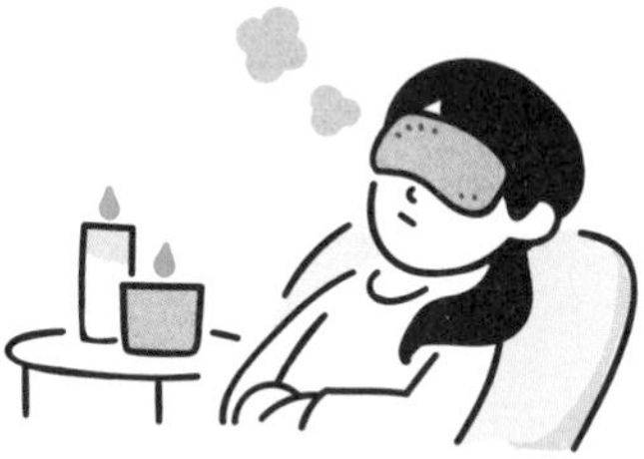

身心得到解放。也可使用香氛產品放鬆心情。

善用香氛放鬆並轉換心情

D型的畏寒原因是壓力。工作、戀愛、家庭生活等狀況都會讓人產生壓力。有時太過努力想讓壓力歸零，結果壓力可能反倒揮之不去。與其要求零壓力，不如找到舒壓方法，轉換心情。

香氣有直接刺激腦部，促進放鬆的效果。在飲食中添加紫蘇葉、茗荷及薄荷等散發香氣的蔬菜，可於短暫的午休時間舒緩緊繃的身心。

在家也可敷熱毛巾放鬆一下。滴一滴香薰油，能提高放鬆效果。睡前不要想明天的事與不安的事，養成專注於呼吸的瞑想習慣。愈是忙碌，愈要為自己打造放鬆時刻。

1℃ UP!!

新習慣・穴位按壓

● 刺激穴位會讓血液循環變好。

● 按・揉・溫熱，任一刺激方法都ＯＫ。

● 力道約為「覺得舒服」、「舒服痛」的程度。

「方便按壓的手部穴位」

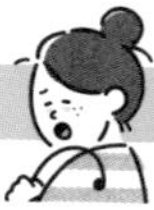

血液黏稠的冷子小姐 合谷

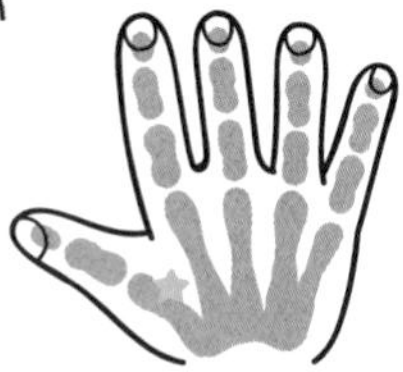

位於食指與大拇指的骨頭交會處，稍偏向食指的凹陷處。

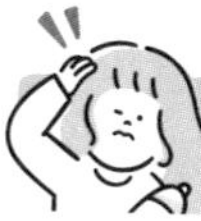

水腫的冷子小姐 曲池

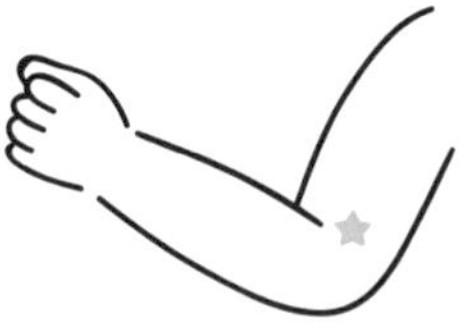

手臂彎曲時出現皺褶的外端。按下去有沉甸甸的痛感。

熱能不足的冷子小姐 手的三里

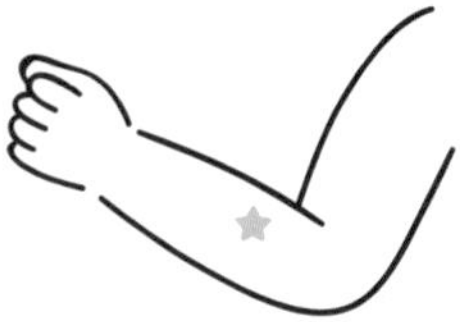

手臂彎曲時出現皺褶的外端向下3指處。

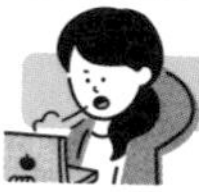

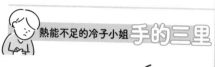

煩躁的冷子小姐 勞宮穴

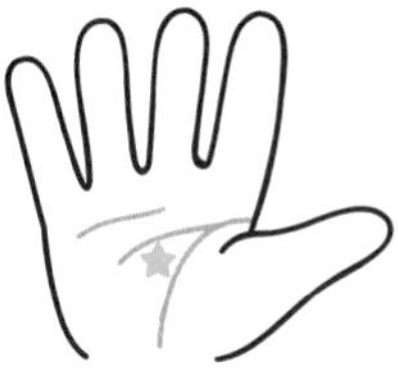

位於手掌中央，握拳時中指與無名指之間。

穴位位於能量與血液的通道上

東洋醫學認為氣（能量）、血（血液）、水（水分）順暢循環於全身循環就會健康，若運行停滯，則出現不適與疾病。氣與血的通道稱為經絡，位於經絡上的是經穴＝穴位。刺激穴位可以促進氣與血的循環，回到健康狀態。穴位的刺激方法有針灸、按摩與指壓等。

血液黏稠的冷子小姐，要刺激的是改善血流的合谷，水腫的冷子小姐是曲池，疏通原本堆積如池子的水分流動。能量短缺的冷子小姐是刺激改善胃腸功能的三里。煩躁的冷小姐則應按摩過勞時會集中反應的勞宮穴，以達到放鬆效果。

手部的穴位，好處是隨時隨地都能簡單按壓。趁著工作空檔或是洗完澡等時間，想到就按一按。

1℃ UP!!

配合各畏寒類型的漢方藥

- 漢方藥對於疾病發生前的「未病」也有效，正適合畏寒症。
- 不僅是抑制畏寒症狀，且從體質進行改善。
- 也可先看漢方門診，由醫生開立適合自己體質的漢方藥。

推薦的漢方藥

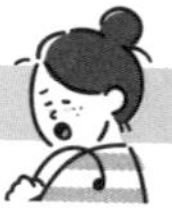

血液黏稠的冷子小姐

桂枝茯苓丸

消除血瘀，促進全身血液循環，緩解畏寒與經痛。

當歸四逆加吳茱萸生薑湯

增強手腳與胃腸的血流，有改善畏寒的效果。

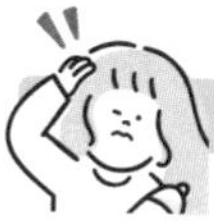

水腫的冷子小姐

當歸芍藥散

溫熱身體，提高水分代謝，去除多餘的水分。

五苓散

排出多餘水分，為改善水分分布不均的利水劑。

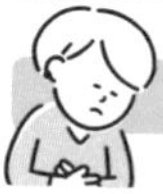

熱能不足的冷子小姐

八味地黃丸

補充生命活動所需的能量，使身體健康有活力。

人參湯

胃腸健康就容易吸收營養。

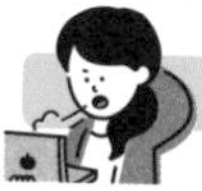

煩躁的冷子小姐

半夏厚朴湯

在氣瘀、心情低落的狀態下，提升氣的循環，消除畏寒。

抑肝散

調節自律神經平衡，氣血循環轉好，緩和煩躁心情。

一邊調理身體整體平衡，一邊治療畏寒的漢方藥

漢方藥從改善體質著手，對於未病階段的不適症狀也能發揮功效。

漢方藥最大的特徵是整合身心平衡，激發自癒力。西藥的強項在準確抑制不適症狀，源自畏寒的頭痛、胃痛與拉肚子，會開立止痛藥、胃藥與止瀉藥。相較於此，漢方藥是檢視這些症狀背後的「氣・血・水」是否太過、不足或失衡，再據此開立處方，補上不足的，排除多餘的，將身心調理至平衡狀態，畏寒與畏寒引起的頭痛、胃痛與拉肚子通常也一併獲得改善。

試試上面列出的市售漢方藥，若症狀未見改善，建議先看漢方門診，由醫生開立適合自己體質與當下狀態的漢方藥。

1℃ UP!!

勿過度依賴藥物與保健食品

- 止痛藥有降熱作用。
- 忍痛也會增加壓力，還是要善用藥物。
- 大量・長期使用藥物與保健食品，會對肝臟造成負擔。

經痛・頭痛用藥會使身體變冷

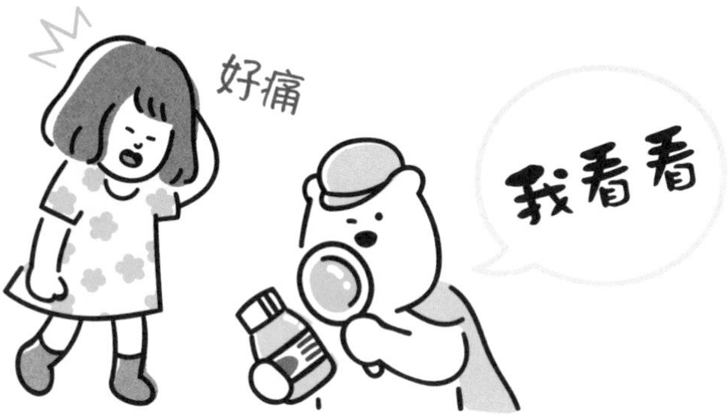

保健食品也會造成肝臟負擔！

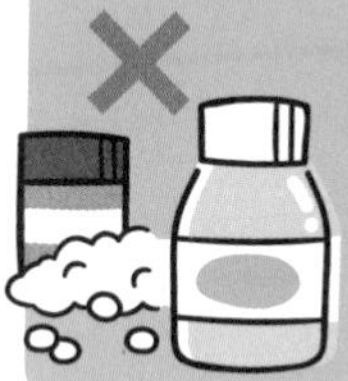

為健康著想，還是不要服用太多保健食品。尤其過多添加物會增加對肝臟的負擔，血液循環也會變差。

確認常服用的市售藥外包裝說明

鎮痛藥有抑制經痛與腰痛等疼痛的效果，惡寒與發燒時也能降熱。因為服用後在解痛的同時也會降熱，對於因畏寒引起的經痛與頭痛，反倒會使身體更冷，形成惡性循環。在疼痛未出現前就使用鎮痛劑的人，有時會出現反效果。

再好的良藥仍可能有副作用

市面上有許多止痛藥（鎮痛劑），仔細閱讀外包裝，可能會發現上面寫著「解熱鎮痛劑」，而解熱，也就是冷卻熱的作用。

例如，為排出經血而分泌的前列腺素（PG），是造成經痛的主要原因。解熱鎮痛劑可抑制PG作用，消除經痛，還能抑制發炎與發燒。換言之，服用解熱鎮痛劑會使身體變冷。

肝臟是製造許多熱能的器官，也負責對藥物、酒精與有害物質進行分解與解毒，任務重大。長期服藥會對肝臟造成負擔，因此在必需使用鎮痛劑時，要控制在最低限度。過多添加物的保健食品也會帶給肝臟負擔，儘可能從食物中攝取營養才是上策。

1℃ UP!!

畏寒來得又猛又急時要去看醫生

- 血管與免疫疾病造成的身體畏寒，會愈來愈嚴重。
- 若調整生活習慣後畏寒仍不見改善，甚至惡化，請至內科就診。
- 冷到覺得疼痛與麻痺，指尖發白時，也請去看醫生。

畏寒可能是疾病引起的

會出現畏寒症狀的疾病

心臟疾病
當心臟送出血液的功能變差，血液便無法送達全身，熱能也無法傳遞，身體變冷。

膠原病
免疫系統異常引發的疾病。手腳感到強烈冰冷，變成紫色或白色。

甲狀腺機能低下
能夠提升代謝的甲狀腺荷爾蒙不足所造成的疾病。代謝下降，出現畏寒、浮腫與體重增加的症狀。

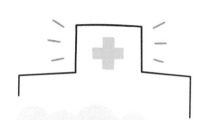

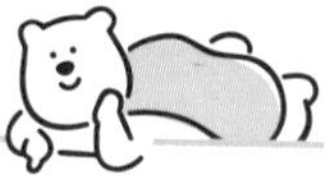

到住家附近看診
●女性門診
●內科

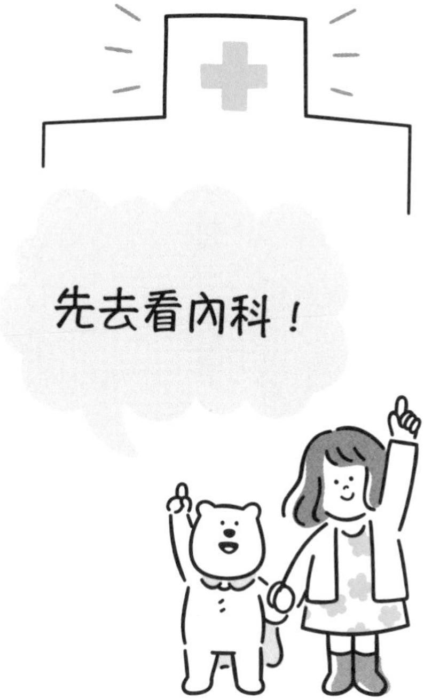

畏寒的背後可能隱藏疾病！

畏寒症的原因在體質與生活習慣。重新調整自己的飲食、運動、服裝、環境等日常生活，並落實本書介紹的祛寒照護，大都能獲得改善。但若遲遲不見起色，甚至更嚴重，背後可能隱藏了疾病。

畏寒症者常將身體冰冰涼涼的視為正常，然而在出現下列症狀時，就醫檢查會比較安心。

●畏寒突然來襲。
●畏寒加劇。
●不只全身畏寒，有些部位是突然發生。
●身體只有單邊畏寒冰冷。
●除了畏寒，疲勞與水腫也特別嚴重。
●臉色發青、指尖發白等，畏寒到身體顏色出現變化。
●發冷，伴隨刺痛感。

1℃ UP!!

記住8個重點

● 若有人覺得「全部都要作到，太難了！」、「太多了，記不住！」，那只要掌握8個重點就沒問題了。

● 比起追求樣樣完美，雖然不能作到完美但樂在其中、持續不懈，更能讓身體保暖。

記下這些就沒問題了！

「擺脫畏寒的8個重點」

1
吃早餐

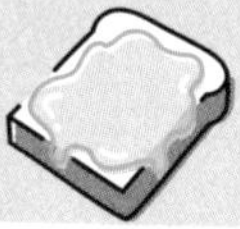

2
選擇常溫或熱的飲品

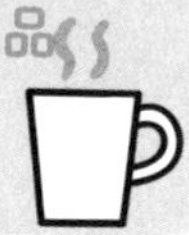

3
吃當令食材

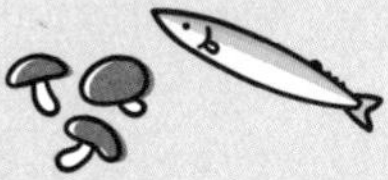

4
充分浸泡溫水浴

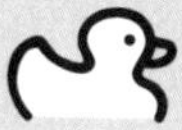

5
活動肌肉製造熱能

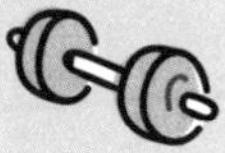

6
活用保暖用品

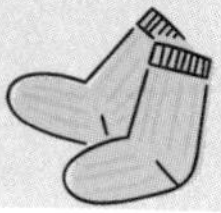

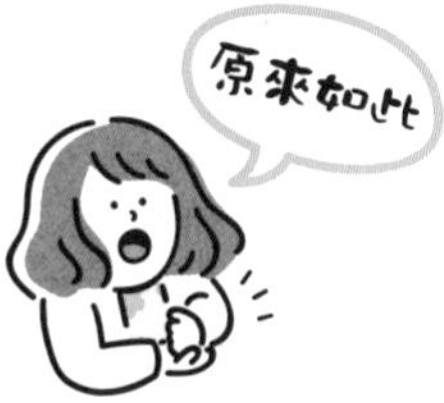

7
營造放鬆時刻

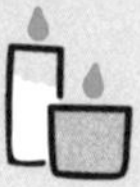

8
樂在其中勝於追求完美

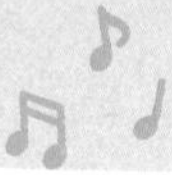

祛寒對策不在追求完美而是樂在其中

正如139頁所說的，畏寒的起因以生活習慣居多。因此，若要擺脫畏寒，最重要的是將之前畏寒的習慣一一改正過來。

重點有上面列出的8項，1至7項前文已談過，接著針對最後一項「樂在其中勝於追求完美」說明。

因為「深受畏寒之苦」就診的患者中，不少人嘗試了各種祛寒方法，包括飲食、運動、泡澡、保暖用品等，但不解為什麼依然如故，不見改善。

可能癥結便是努力過頭了。想方設法擺脫畏寒固然重要，但如果要求自己「這個、那個都非作不可」，反而會演變成壓力。祛寒對策，目標不在追求完美，而是在不構成壓力的範圍內愉快的進行。

結語

「溫熱身體，可以變得健康又美麗」、

「告別畏寒，許多擾人的毛病也隨之消除，這是怎麼回事？」

讀到這裡，很多人會覺得不可思議吧。

祛寒＝血液不停滯，順暢流動於全身。

正如本書所言，當血液循環良好，身體就會吸收需要的，

同時將不需要的排除掉，促進新陳代謝。

也就是說，血行暢通與排毒息息相關。

維持良好的血液循環，
能夠恢復身體原本的氣力，重拾年輕與美麗。
希望本書能幫助妳激發出為畏寒所掩蓋的健康與魅力。

帶山中央醫院　理事長暨醫學博士
渡邊賀子

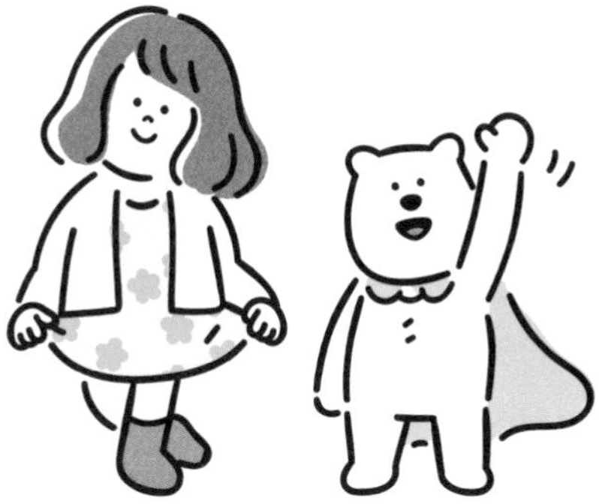

國家圖書館出版品預行編目資料

暖身祛寒完全手冊：這樣作，輕鬆擊退手腳冰冷與畏寒！/ 渡邊賀子著；瞿中蓮翻譯 . -- 初版 . -- 新北市：養沛文化館出版：雅書堂文化發行，2020.01
面； 公分 . -- (養身健康觀；127)
ISBN 978-986-5665-79-1(平裝)

1. 健康法 2. 婦女健康

411.1 108022844

SMART LIVING 養身健康觀 127
暖身祛寒完全手冊
這樣作，輕鬆擊退手腳冰冷與畏寒！

作　者／渡邊賀子
翻　譯／瞿中蓮
發 行 人／詹慶和
執行編輯／陳昕儀
編　輯／蔡毓玲・劉蕙寧・黃璟安・陳姿伶
執行美術／陳麗娜
美術編輯／周盈汝・韓欣恬
出 版 者／養沛文化館
發 行 者／雅書堂文化事業有限公司
郵政劃撥帳號／18225950
戶　名／雅書堂文化事業有限公司
地　址／新北市板橋區板新路 206 號 3 樓
電子信箱／elegant.books@msa.hinet.net
電　話／（02）8952-4078
傳　真／（02）8952-4084

2020 年 1 月初版一刷　定價 300 元

オトナ女子のためのホッと冷えとり手帖

經銷／易可數位行銷股份有限公司
地址／新北市新店區寶橋路 235 巷 6 弄 3 號 5 樓
電話／（02）8911-0825　傳真／（02）8911-0801

Staff

內頁設計／小田有希
插圖／うてのての
編輯協力／植田晴美
執行編輯／橋本理帆（主婦の友インフォス）

●本書所介紹的方法或用品，效果因個人體質而有所差異，萬一因此產生不適症狀，請立即中止。

●懷孕中、打算懷孕、高齡者、有特定疾病者，以及正在接受某些治療者，請事先諮詢醫生再進行。

參考文獻

《少しの工夫でおいしい毎日 エコな生活》マキ著（KODOKAWA）
《かんたんセルフケアで体が変わる 冷えとり整体12カ月》野村奈央著（Media Factory）
《体温をあげて体すっきり！ もっと健康！」》石原結實監修（宝島社）
《リンネル特別編集 冷え冷えさんのためのぽかぽかお洒落スタイル》kuraline編（宝島社）
《体の不調を自分で治す温活のコツ》川嶋朗監修（主婦之友社）
《An Holistic Guide to Reflexology》Tina Parsons著（FRAGRANCE JOURNAL社）等